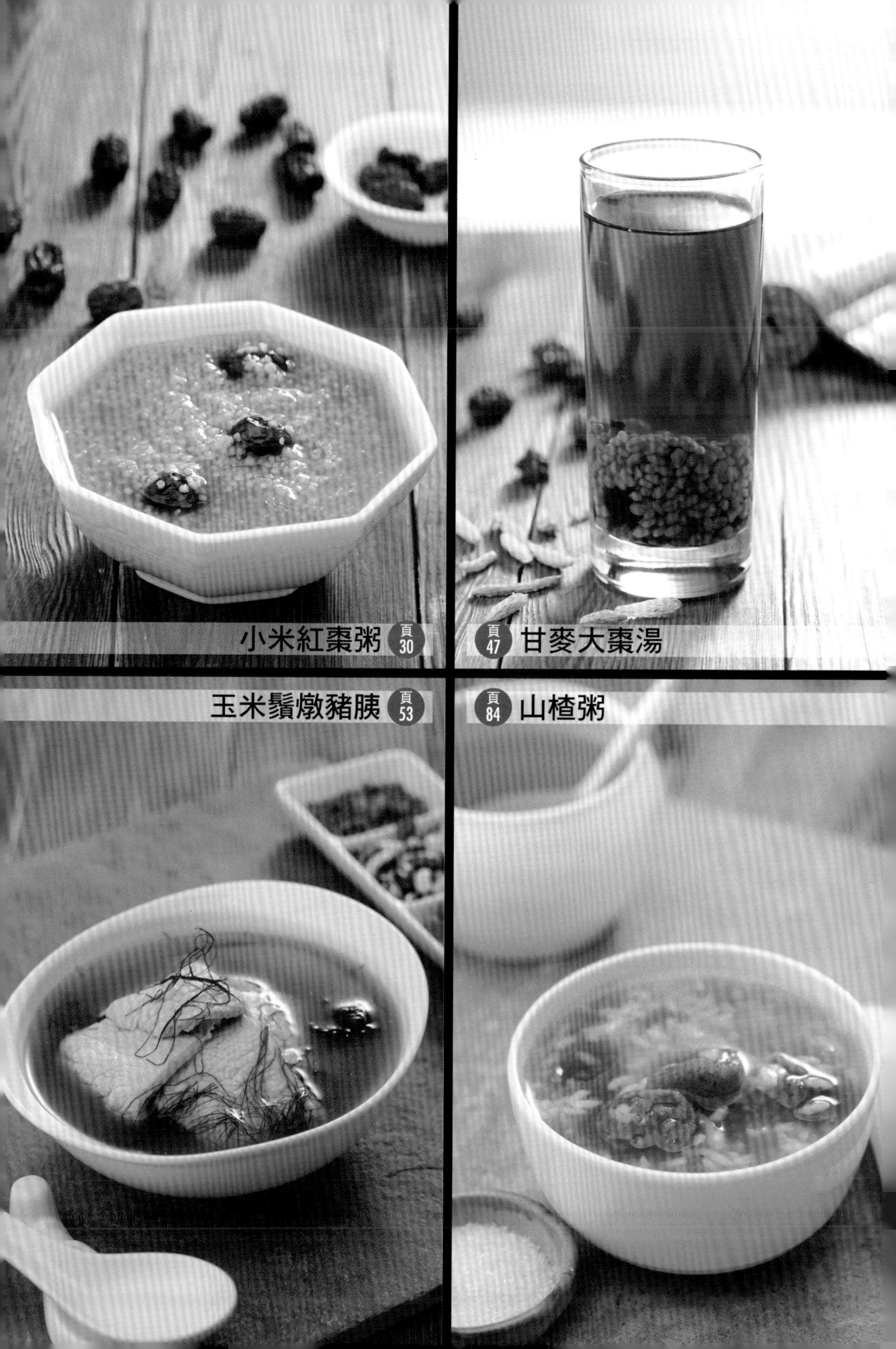

小米紅棗粥 頁30
頁47 甘麥大棗湯
玉米鬚燉豬胰 頁53
頁84 山楂粥

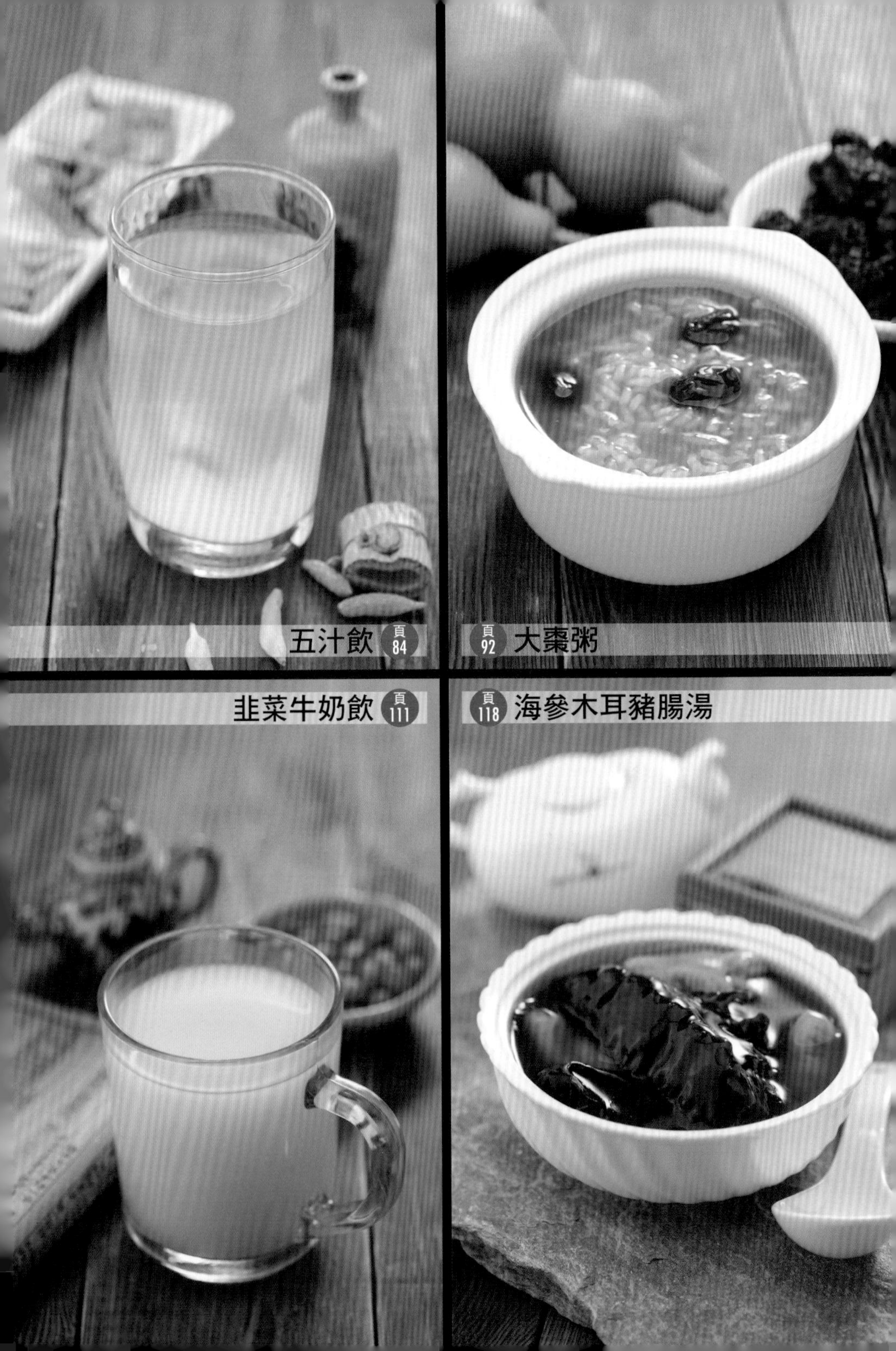
五汁飲 頁 84
頁 92 大棗粥
韭菜牛奶飲 頁 111
頁 118 海參木耳豬腸湯

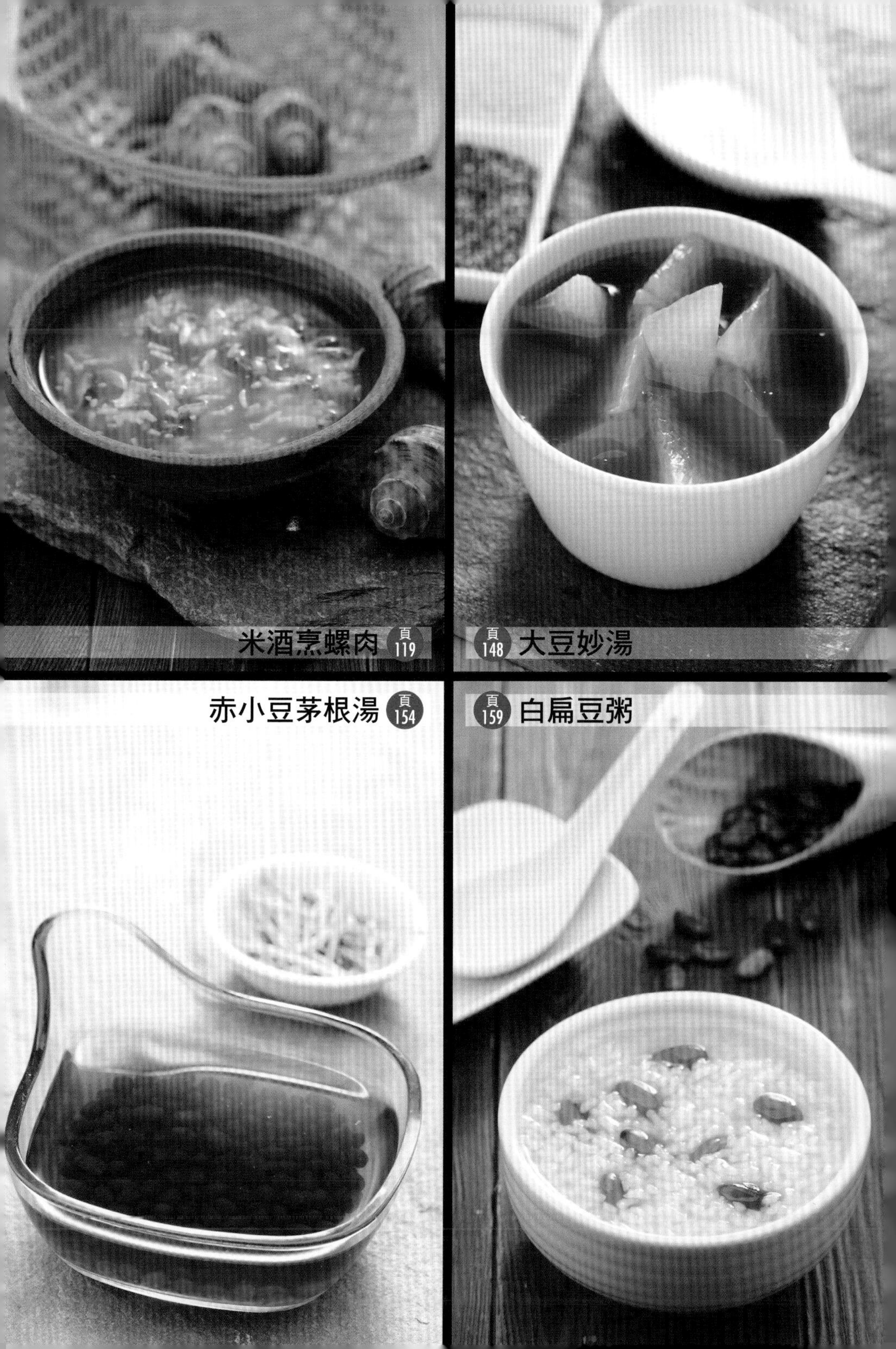
米酒烹螺肉 頁 119
頁 148 大豆妙湯
赤小豆茅根湯 頁 154
頁 159 白扁豆粥

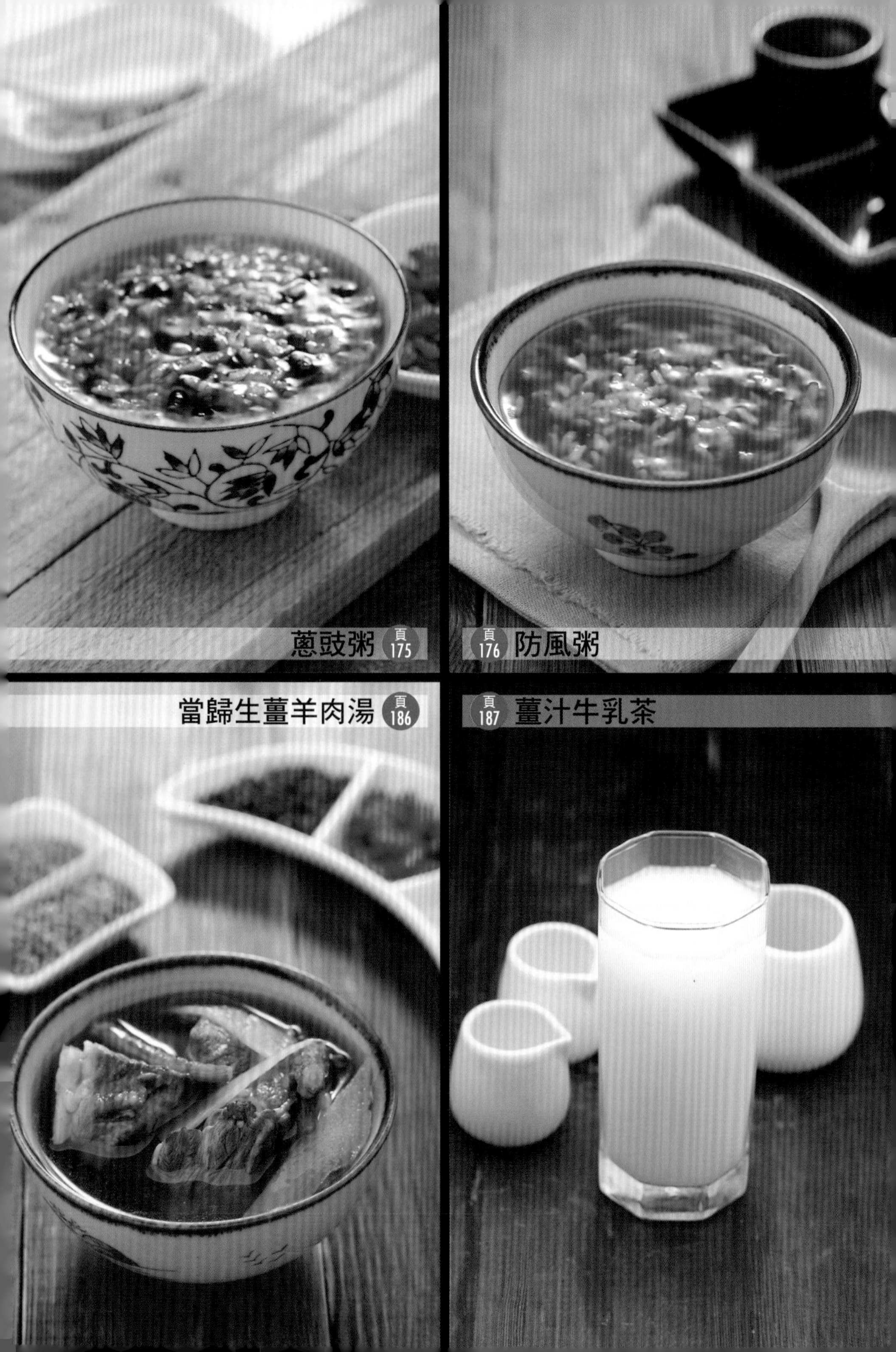

蔥豉粥 頁 175
頁 176 防風粥
當歸生薑羊肉湯 頁 186
頁 187 薑汁牛乳茶

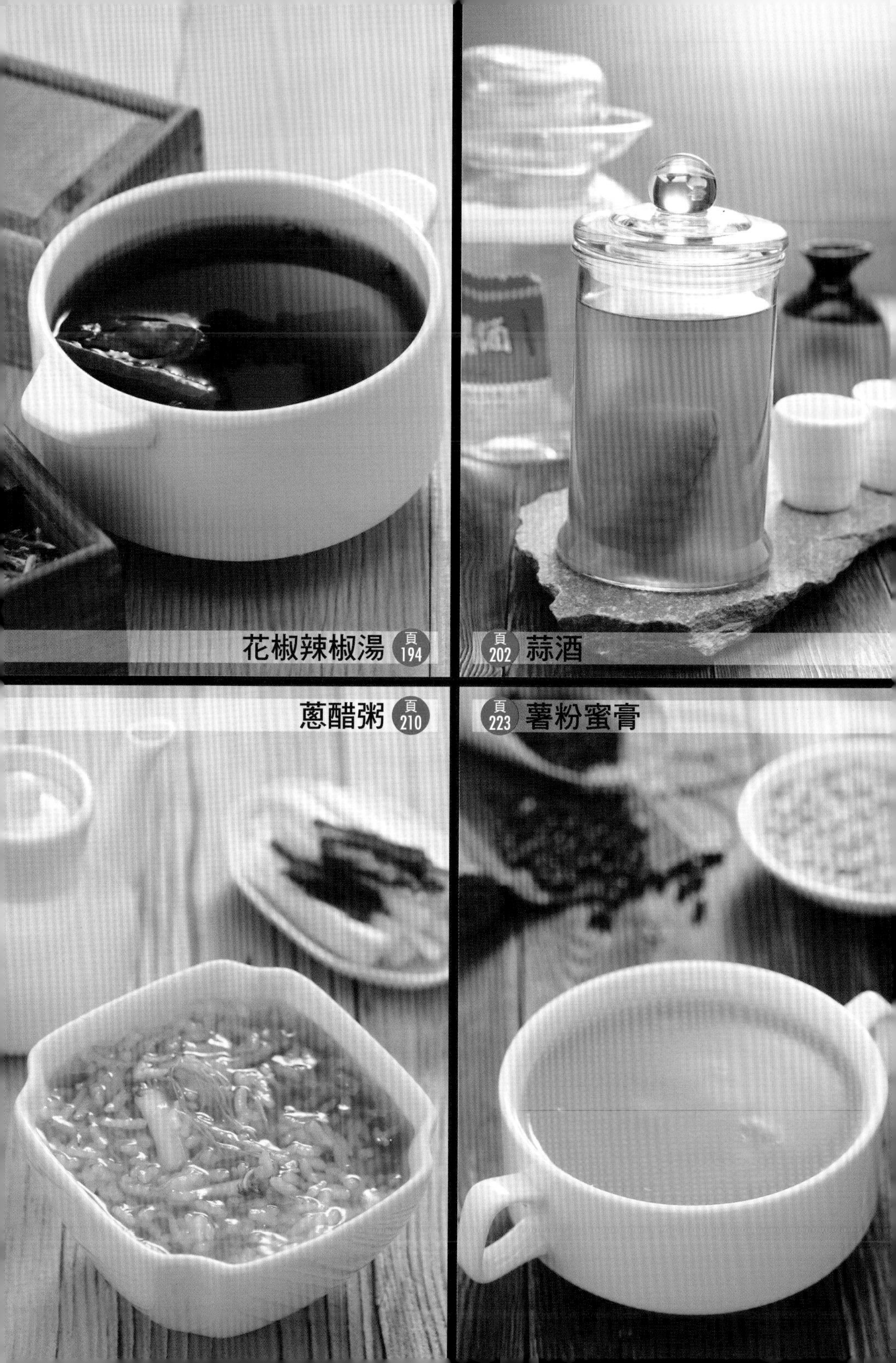
花椒辣椒湯 頁194
頁202 蒜酒
蔥醋粥 頁210
頁223 薯粉蜜膏

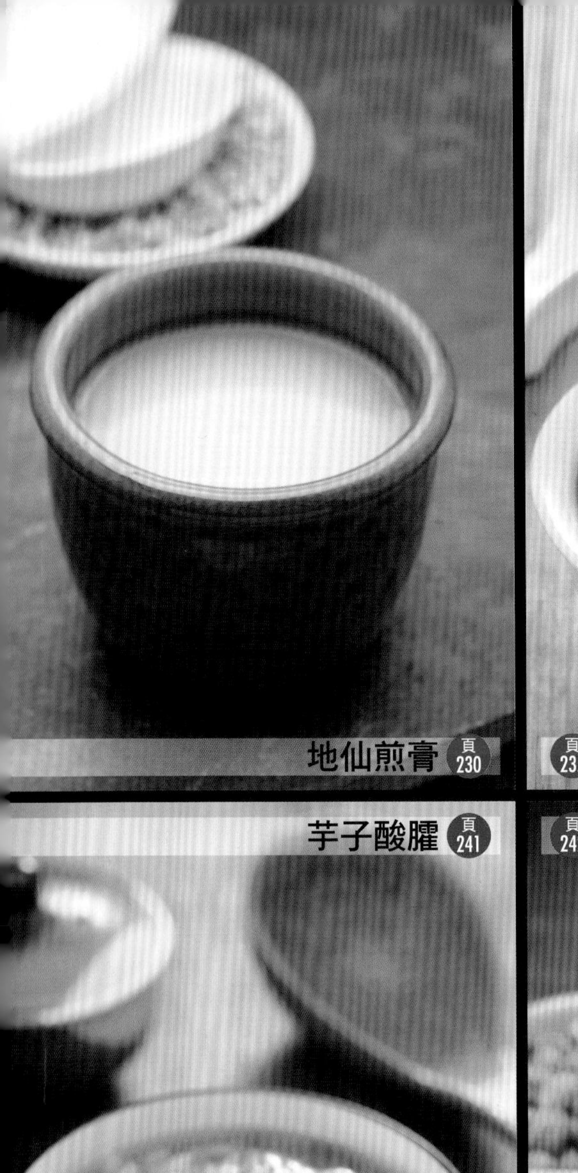

地仙煎膏 頁230

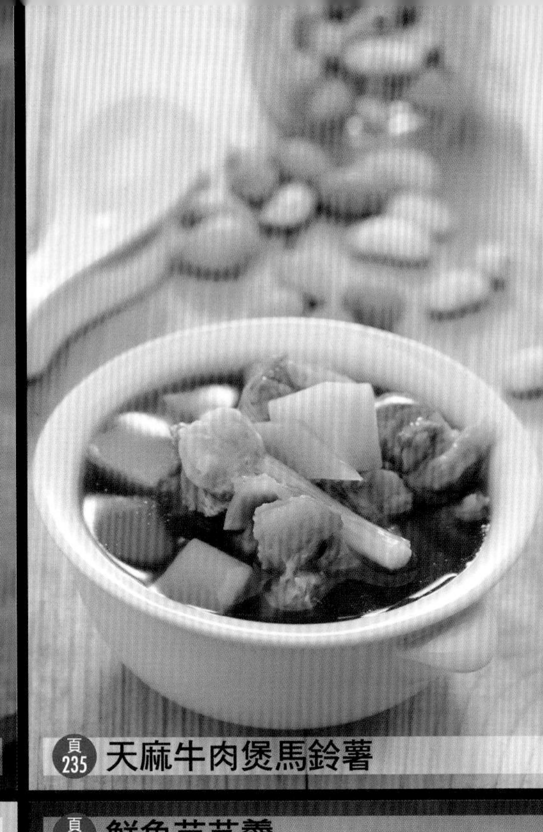

頁235 天麻牛肉煲馬鈴薯

芋子酸臛 頁241

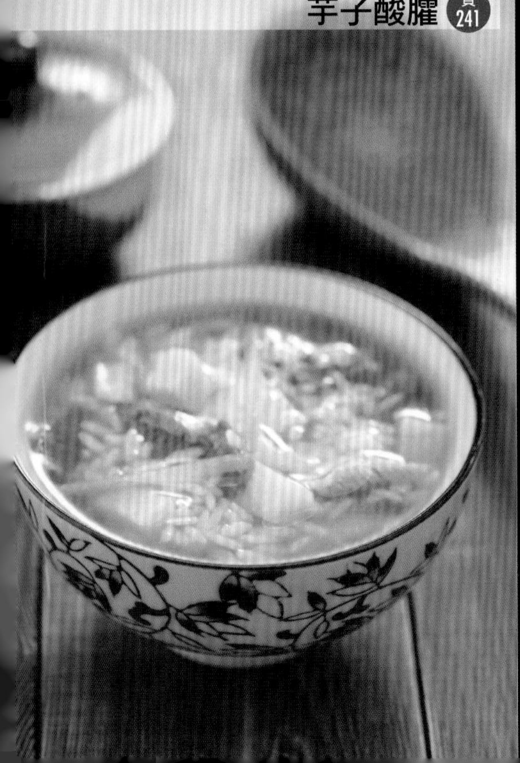

頁242 鮮魚芋艿羹

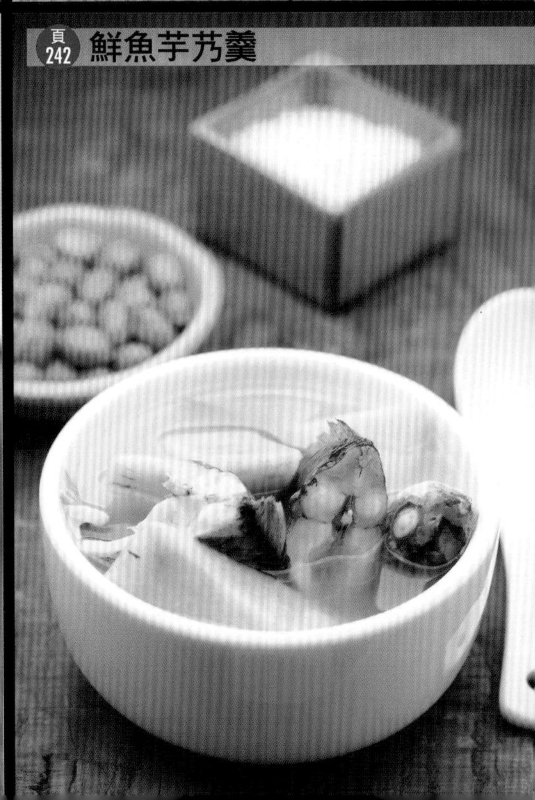

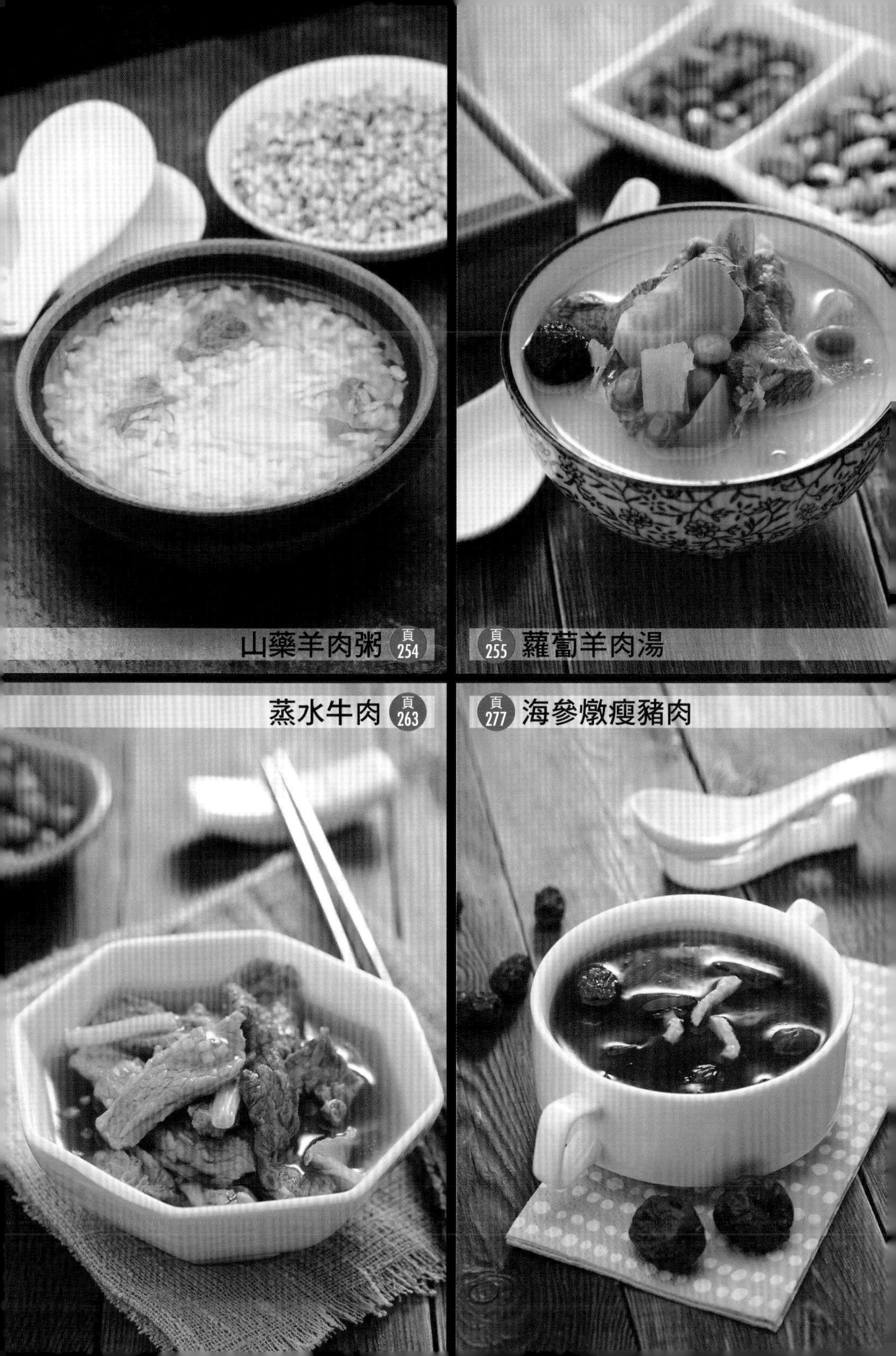
山藥羊肉粥 頁254
頁255 蘿蔔羊肉湯
蒸水牛肉 頁263
頁277 海參燉瘦豬肉

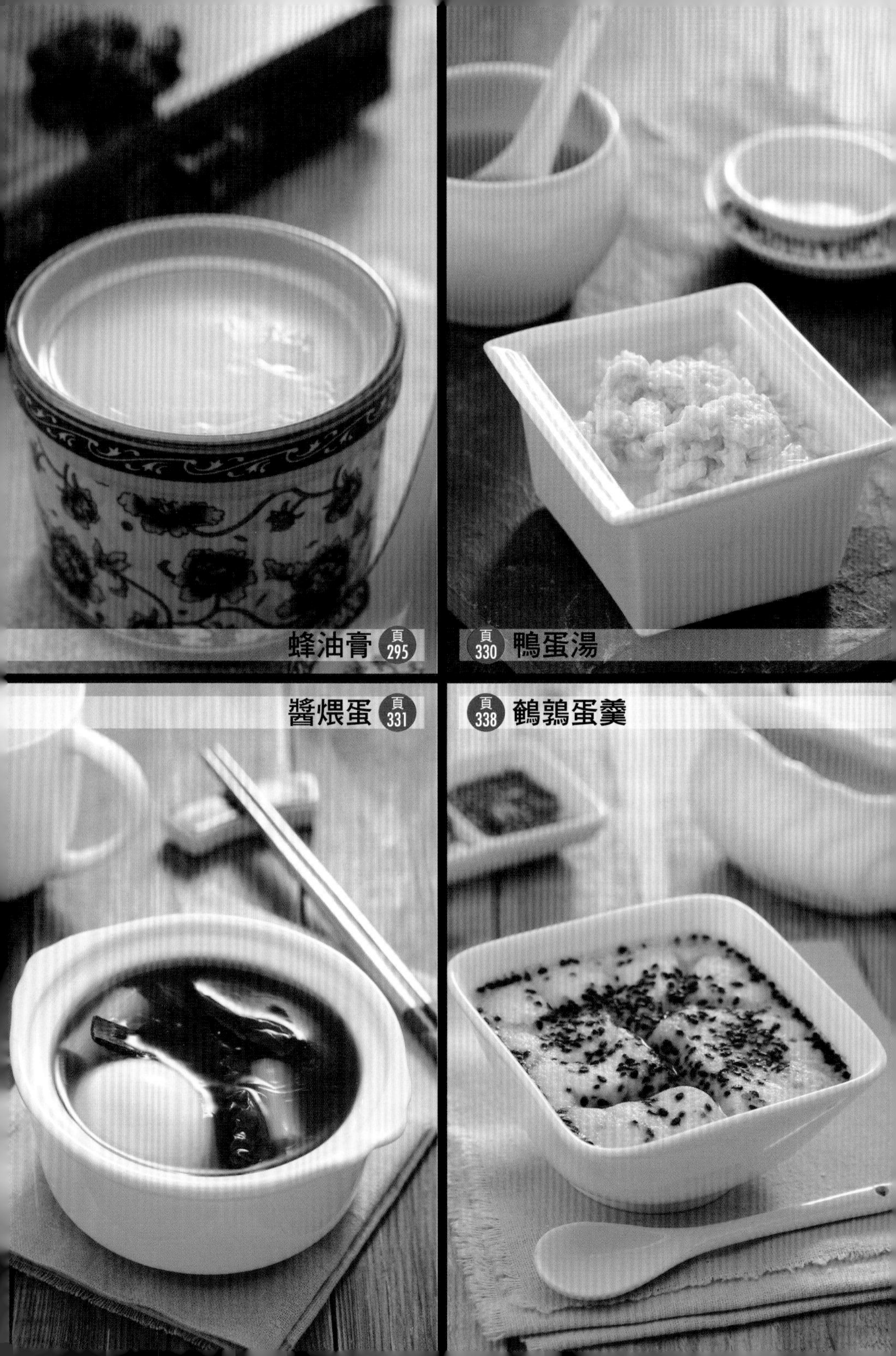
蜂油膏 頁295
頁330 鴨蛋湯
醬煨蛋 頁331
頁338 鵪鶉蛋羹

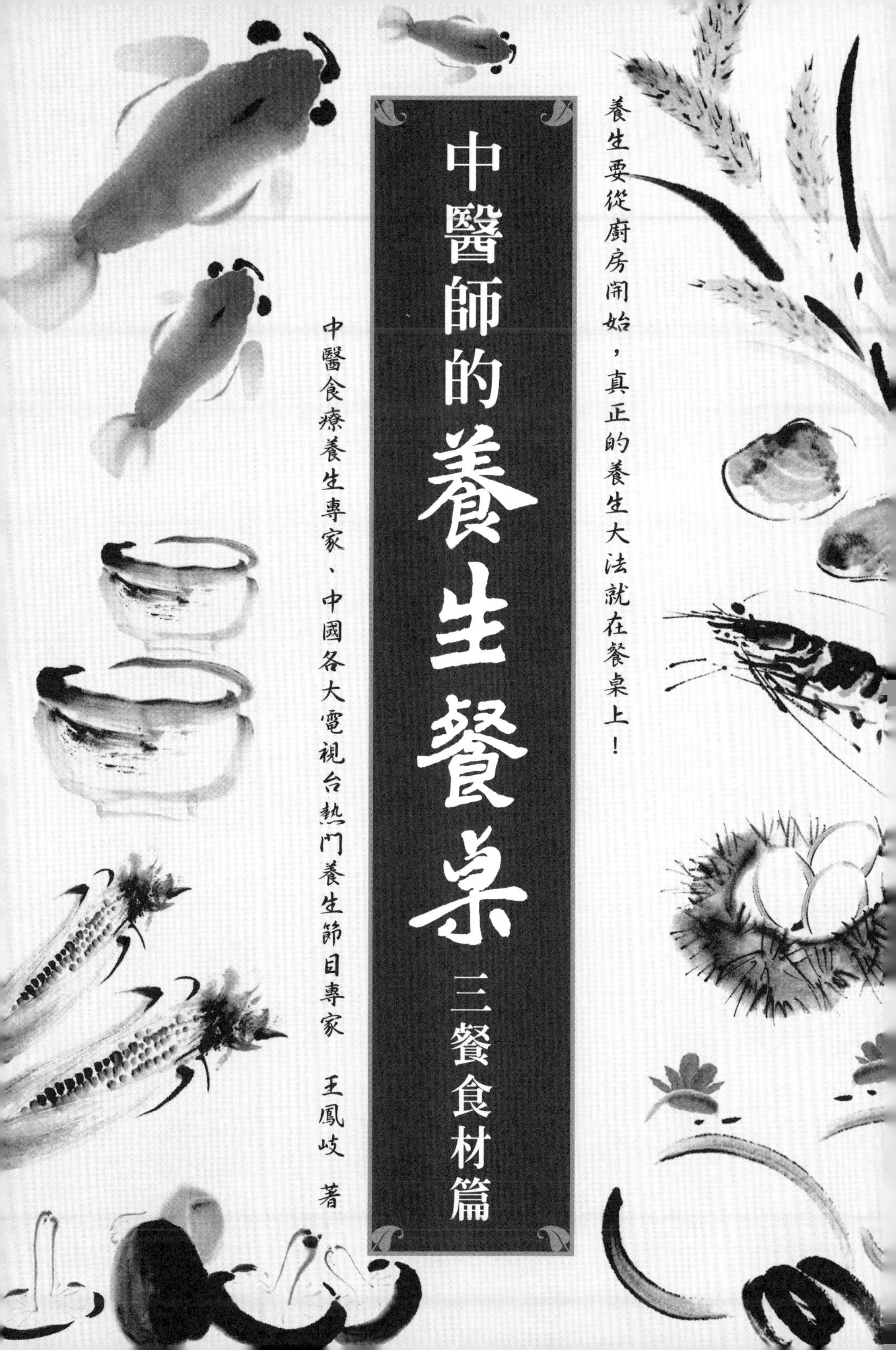
養生要從廚房開始，真正的養生大法就在餐桌上！
中醫師的養生餐桌
三餐食材篇
中醫食療養生專家、中國各大電視台熱門養生節目專家
王鳳岐 著

作者序——吃出健康與飲食文化

中國著名中醫內科專家
中醫泰斗秦伯未嫡傳弟子
北京中醫藥大學附屬東方醫院教授
北京太申祥和太醫館館長、中醫之家協會總幹事
中央電視台、北京電視台養生節目主講專家

王凤岐

先賢曾有兩句名言，「國以農為本」、「民以食為天」，足見飲食之重要。通俗地說，飲食能使人健康地活著，但也能使人得病，還能用來治病。中醫認為，飲食不僅講營養成分，更講飲食文化；既講現代營養學知識，更講傳統的理念，只有這樣才能從飲食中得到健康。

隨著生活水準的不斷提高，老百姓餐桌上的食品越來越豐富了。但主食怎麼選，菜怎麼做，肉怎麼烹，油怎麼吃，調味品怎麼用，很多人都瞭解得不夠全面。比如，在酸、甜、苦、辣、鹹這五種常見的味道中，人們往往是根據自己的喜好來選擇味道，而不是從身體的需要來選擇口味。凡此種種，在飲食選擇上的迷思比比皆是，更不要說食療和食養了。

本書中所涉及的大部分食材，並沒有什麼珍稀名貴之食，少有那些山珍與野味，更多的是大家日常生活中經常吃的食物，大多來自於自家的餐桌，都是大家耳熟能詳的食材。相信您仔細閱讀過後，一定能發現許多平時並不是特別瞭解的食物功效和飲食文化，而這些食材出人意料的表現會讓您有相見恨晚的感覺。

然而，中國的飲食文化博大精深，短短十餘萬字的「養生餐桌」，怎能講完其真諦？大家若能在小小餐桌前吃出健康，吃出點飲食文化來，我願足矣，敬望高明指正。

目次

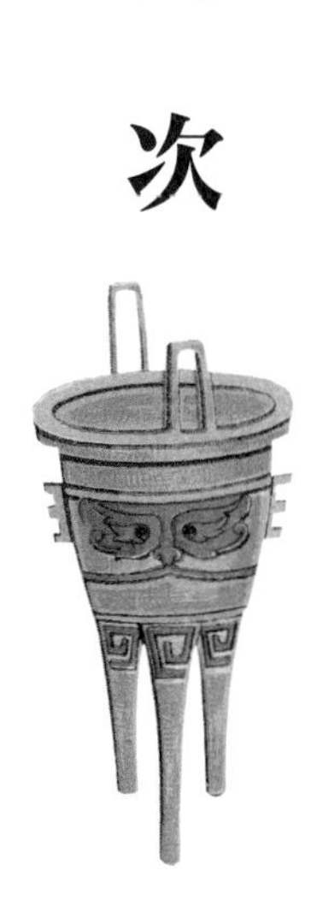

第三章 豆類餐桌：巧吃五色豆補五臟

第四章 佐料餐桌：給健康加點味 163

第七章 油類餐桌：油裡藏醫顯神通

第八章 蛋類餐桌：如何吃蛋才健康

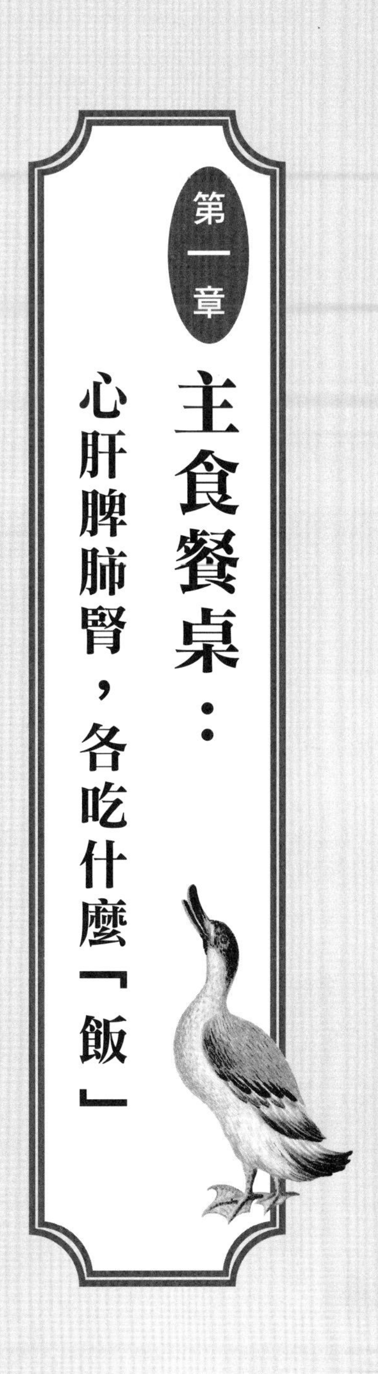

第一章

主食餐桌：心肝脾肺腎，各吃什麼「飯」

- 小米，老弱病人和產婦的「代參湯」
- 粳米，平胃氣、長肌肉的滋補之物
- 小麥，心病皆宜的「心之穀」
- 玉米，「富貴病」的福音米
- 蕎麥，中國人的淨腸之麥
- 「糧藥」薏米，清熱利濕、健脾補肺的龍珠米

在古代，軍隊打仗一貫是「兵馬未動，糧草先行」。一旦「糧草」出了問題，整個軍隊就會出現一連串的不良反應，甚至會導致全軍覆沒，可見「糧草」對於軍隊的重要性。對於人體而言也是如此。所以《黃帝內經》說：「五穀為養，五果為助，五畜為益，五菜為充。」意思就是說，穀物（也就是我們所說的主食）是人類賴以生存的根本，而像水果、蔬菜、肉類則是主食的輔助品和補充品。

為什麼糧食的營養價值較高呢？首先，糧食是純天然的，充分吸收了陽光、雨水，以及土壤中的微量元素等各種糧食生長所需要的養分。現在的溫室大棚只有種蔬菜的，卻沒有種糧食的。糧食的生長過程是純天然的，沒有一絲人為的因素在裡面。再者，糧食只能增產，卻不能改變它的生長週期。糧食的種植最講究季節，像北方的冬小麥只能在秋季種，來年收，經過幾個月的成長，吸收天地精華才能成為糧食。早一個月或者晚一個月都不行，因為它無法與天地相容，也與天氣不符。所以，凡是糧食都是與天地相合，吸收了天地的營養。

雖說肉類也有營養，那是因為動物吃的也是植物，它們吸收了植物中的精華，並對其進行了二次加工。但它加工的只是蛋白質，也就是精蛋白質，而天然的維生素以及微量元素卻在加工中流失了。所以，光吃肉是不行的。

光吃肉不行，光吃蔬菜水果行不行呢？同樣不行！

不少女孩子為了減肥整天不吃飯，雖然瘦下來了卻把身體給弄垮了，得不償失。為什麼會這樣呢？原因很簡單。《黃帝內經》中說：「人以水穀為本，故人絕水穀則死，脈無胃氣亦死。」所以，節食是很危險的。從現代醫學的角度來說，如果不吃東西，身體自然也就沒有營養來源，身體的各個臟器也就因為缺乏營養而萎縮了。我們都知道田地裡的莊稼如果不給它澆水施肥，那麼莊稼很容易枯萎。同樣的道理，如果依靠不吃飯來減肥的話，身體早晚也會枯萎的。所以說，不吃主食只吃菜並不一定能幫我們減肥。

從人的生理上看，不吃主食，只吃蔬菜和水果，非但不會瘦下來，很可能還會導致面色蒼白、精神體力衰弱等症狀。尤其是女孩子，很容易造成月經量少甚至絕經。中醫認為，肥胖並不是因為多吃主食造成的，而是由於體內脾、腎、肺臟的陰陽失調，多濕邪痰飲，無力完成水液的氣化和代謝，致使痰濕滯留體內。這是氣血和陽氣不足的表現。而不吃主食只會加重氣血不足，更無力推動運化，長此以往，身體的氣血就會更加不足。這也是為什麼常吃蔬菜的人會「面有菜色」的原因。

當然，同樣是五穀雜糧，怎麼吃也是大有講究的。不同種類，不同色彩的穀物，其性情也不同，日常選擇，應當選擇與自己體質相適應補益的穀物，比如，體質虛寒的人不宜常吃大米，而宜選擇麵食。因為大米性偏寒，小麥性偏溫。只有掌握了如何利用食物的性味，和自己的體質相搭配，養生才能得心應手。

小米，老弱病人和產婦的「代參湯」

小米也稱粟米，是北方通稱的穀子去殼後的物質。其味甘、鹹，性涼，歸脾、腎經。李時珍稱小米是「煮粥食益丹田、補虛損、開腸胃」的常用穀物，常作為「健脾、和胃、安眠」的食療佳品。小米煮粥時，上面浮有一層如油般黏稠的米湯，又稱「米油」，營養豐富，有「米油代參湯」的說法。我國民間自古以來把小米粥作為大病初癒或產婦的滋補食品，北方婦女在生育後，用小米加紅糖熬粥能起到滋陰養血的作用。

左補脾，右補腎，小米功不小

中國古代，小米被稱做「稷」，江山社稷的「稷」字，國家的代稱叫做社稷，「社」是什麼呢？社就是我們對祖先的一種祭祀。「社稷」的意思就是我們祖先用最好的糧食來供奉祖先。可見小米在古代是十分受推崇的。

小米就是我們常說的粟，它有著頑強的生命力。一碗小米種在地上是一大片，每一粒小米就是一顆生命，在任何貧瘠的土地上幾乎都能生長，只要撒下去它就能長起來。因此，小米所具有的生命力和別的糧食作物是不一樣的。所以我們的祖先把小米作為五穀之首，是有道理的。

小米的功效，正如李時珍在《本草綱目》中所說「治反胃熱痢，補虛損，開腸胃」。實際上，無論是反胃、熱痢、虛損都與脾胃功能欠佳有關，所以小米最主要的功效就是補脾胃。

小米為什麼能補脾胃？我們通常說甘味入脾，黃色入脾。從五色上來講，小米是黃色的；從五味上來講，小米味甘而鹹，因此中醫說小米能「和胃溫中」。北方婦女生小孩，坐月子，是不吃葷的，主要是喝小米粥，就是因為這個原因。

當然，說到小米補虛損的功效，不僅僅體現在補脾胃上，還體現在補腎功效上，所謂「人食五穀而化精」，就是說，五穀都具有養精氣、補腎氣的作用，但五穀當中，數小米的補腎功效最強，明代名醫李時珍就曾經說過：「粟（小米）之味鹹淡，氣寒下滲，腎之穀也。」就是說，小米性質偏寒，五味上是略帶點鹹味的，而鹹味入腎，所以小米還具有益腎氣、補元氣的功效，因此李時珍稱它為「腎之穀」。

除此之外，《本草綱目》還說，喝小米湯「可增強小腸功能，有養心安神之效」。因此小米還常常被當作鎮靜安眠的食療保健品來食用，對於那些因胃腸不好導致的失眠，其療效非常好。很多中醫師就常讓患者用小米粥來代替安眠藥。所以有的老人說，早上一碗玉米粥——精神煥發，晚上一碗小米粥——呼呼大睡。

另外，小米還具有美容的功效。在陝北地區，有句俗語叫「米脂的婆姨綏德的漢，清澗的石板瓦窯溝的炭」，陝北的米脂是出美女的地方，古代四大美人之一的貂蟬就是米脂人。按理說西北地方少雨乾旱，且在強勁西北風的影響下，怎麼能出美女呢？就是與吃小米有關。根據《米脂縣誌》的記載：米脂因米脂水得名。米脂位於黃土高原丘陵溝壑區，米脂水在縣東南，其地沃宜於種植小米，米脂人就是在小米的滋養中長大的。

產婦傷病患，多吃小米強而健

我國北方許多婦女在生育後，常用小米加紅糖來調養身體。小米飯和小米粥都是養胃的好食材，產婦在分娩過程中體力消耗很大，失血較多，因此產後很虛弱，很疲勞。產婦需要補充營養，以促進身體的恢復，但此時的產婦由於胃腸功能較弱，所以在產後的最初幾天裡，只宜吃一些清淡而易於消化的食物，而小米粥與其他粥類相比，更易消化。在小米粥中添加紅糖，更可幫助養血。所以，小米粥變成了北方產婦的首選。另外我們知道，產後是最需要休息的時候，而喝小米粥能夠提高睡眠品質，並使產婦心情安寧，既利於恢復體能，又可預防產後憂鬱問題的發生。現在很多人在生產後改吃大米飯加喝排骨湯，這裡建議還是以小米粥為主，至少在產後一週內應以小米粥為主。

對體質虛弱的人來講，小米也是補益佳品。說到山西王家嶺礦難，關注新聞的朋友都不陌生，在這場礦難當中，我們的醫務工作者也做了大量的營救工作，對於那些劫後餘生的礦工傷患，中醫開出的營救方案是什麼呢？就是喝小米粥，西醫開出的同樣是喝小米粥，而且在小米粥裡加了補充營養的葡萄糖粉。在戰爭年代，傷患養傷時，同樣喝的是小米粥。由此可見，對於體質虛弱的人、傷病患者來說，小米是最佳的美食。

前面提到過，小米具有補腎氣的功效。而中醫有「年過半百而陰氣自半」的說法，意思是說老年人不同程度地存在著腎精不足的問題，如果常喝小米粥，可以起到補益腎精、益壽延年的作用。

另外，小孩脾胃生發能力最弱，常常會腹瀉，這個時候可以給孩子喝點小米粥。很多醫院裡的早產兒，最容易碰到的就是拉肚子的問題，餵什麼拉什麼，這時候怎麼辦？有經驗的醫生便會把小米熬成濃米湯，把小米粥最上面的那一層米油，灌到瓶子裡拿滴管給他滴食，這樣孩子便不會腹瀉了。

實際上不僅僅是上述的這幾類人，食慾欠佳、腸胃不好的朋友以及貧血患者，也可多喝小米粥來調養身體。

虛寒與氣滯體質，小米要少吃

由於小米性稍偏涼，氣滯者和體質偏虛寒、小便清長者不宜食用過多。

說到氣滯，很多人都有這樣的體會，生氣以後，覺得胸悶難舒。這是因為情志不暢會導致一時「氣滯」。如果是因疾病而導致的氣滯體質，可能會長期胸悶喜歎息，情緒波動時易腹痛、腹瀉，噯氣，女性乳房脹痛，甚至咽部如有異物梗阻。這類人是不適合喝小米粥的。

那麼，虛寒體質的人又有哪些特徵呢？

虛寒體質最典型的特徵就是怕冷，一到冬季就裹得跟粽子似的，手腳冰涼，背部發冷，大便稀薄，都是這類人的主要特徵。如果你有上述症狀，也不適宜喝小米粥。不過，如果愛喝小米粥，可以在粥裡加上一兩片生薑，以中和小米的涼性。

小米熬粥吃米油，營養體內留

小米的吃法有三種：熬粥、煮飯、磨成小米粉蒸著吃。這三種吃法，各有各的滋味，但以煮粥喝最好，可以與各種粗糧搭配，做成不同風味的粥，有很好的營養和藥用功效。

小米熬粥不僅好喝，而且營養豐富、全面，具有補腎氣、益腰膝的功效。尤其不可忽視的是小米粥中的米油，滋補力非常好，類似於人參、熟地黃等名貴的藥材滋補功效。清代趙學敏撰寫的《本草綱目拾遺》中記載，米油「黑瘦者食之，百日即肥白，以其滋陰之功，勝於熟地，每日能撇出一碗，淡服最佳」。清代醫學家王孟英在他的《隨息居飲食譜》中則認為「米油可代參湯」，因為它和人參一樣具有大補元氣的作用。需要注意的是，為了獲得優質的粥油，煮粥所用的鍋必須刷乾淨，不能有油污。煮的時候最好用小火慢熬，而且不能添加任何作料。

陳年爛穀子吃不得

和吃新鮮的蔬菜水果一樣，我們也要儘量選擇吃新鮮的小米。因為新鮮的五穀雜糧才具有最旺盛的生命力，其營養成分也最豐富。與新鮮糧食相比，那些陳年爛穀子的營養成分已大大減少。研究表明，新鮮的小米粥對胃黏膜有保護作用，適合慢性胃炎、胃潰瘍患者服用，而貯存過久的陳舊小米則有致潰瘍的作用。因此，熬粥所用的米最好是優質新米，否則，小米粥的滋補作用會大打折扣。

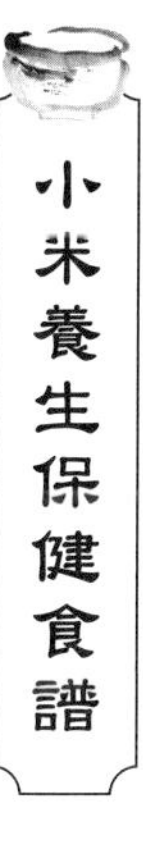

小米雞內金粥，助消化的金方

取小米一百克，雞內金十五克。將雞內金研為細末。小米洗淨入鍋，加水煮粥。粥熟時加入雞內金末，調勻即可食用。這道粥雖出自清代的《壽世新編》，但早在春秋戰國時期就已經廣泛使用了。傳說春秋戰國時期，趙王因每天吃各方進獻的山珍海味，導致腹脹不消化。御醫調理了五天，吃了好多藥，始終沒有好轉。第六天，御醫將小米、雞內金一起煮粥，趙王喝了三頓，肚子就不脹了。所以這道粥的一個主要功效，那就是消積食。我們知道，小米是健脾胃的，消積食的主要就是粥中的雞內金。

說到雞內金，相信大家都不陌生。大家都見過雞的胃，雞胃裡面有一層黃色的膜，就是雞內金。一般人們烹調雞肉的時候，會把這個膜撕下來扔掉，非常可惜。實際上這個東西是非常有用的，中醫常用它來消除臟腑的淤積之物：不但能消脾胃之積，無論臟腑何處有積，都可以用雞內金來消除。

最善於用雞內金的，是清末民初名醫張錫純。當時瀋陽城西有個叫龔慶齡的人，胃脘硬物堵塞多年，感覺吃什麼東西都「不能下行」。他聽說有個叫張錫純的人，在瀋陽建立了中國第一家中醫院，於是就去找張錫純治療。張錫純給他開了雞內金一兩、生酒麴五錢，就這麼個簡單的方子，一共就兩味藥，結果如何呢？服了幾劑以後，硬物全消，病好了！還有一位叫秦星垣的，也是這個症狀，經過很多醫生治療，分毫無效，脈象沉勞，張錫純也是雞內金打底，加入一些活血化瘀的藥物，結果連服八劑後痊癒。

小米紅棗粥，貧血患者的經典美食

取小米一百克，紅棗五十克，紅糖適量。將小米、紅棗洗乾淨，用清水浸泡一小時。把小米、紅棗放入鍋內，倒入適量清水，先用大火煮沸，再改用小火煮成稠粥，加入紅糖調好口味，即可食用。本方出自《本草綱目》，據《本草綱目穀部》記載：「小米煮粥食，補虛損，開腸胃，益丹田，入脾。」紅棗是補益治病的良藥和甜美可口的佳果，有脾之果的稱謂，是補養脾胃、增進食慾的佳品，民間有「一日食三棗，百歲不顯老」、「若要皮膚好，煮粥加紅棗」等說法。紅棗與補養脾胃的小米搭配，可改善貧血所致的面色無華、神疲乏力、頭暈眼花等症狀，是貧血患者的經典美食。

粳米，平胃氣、長肌肉的滋補之物

粳米，是粳稻的種仁，又稱大米。其味甘淡，其性平和，每日食用，百吃不厭。孫思邈在《備急千金要方・食治》中強調說，粳米能養胃氣、長肌肉；《食鑒本草》也認為，粳米有補脾胃、養五臟、壯氣力的功效。米飯，是補充營養的主食；米湯，是治療虛證的食療佳品。《隨息居飲食譜》就十分推崇米湯的補養功效，認為濃稠的米湯可以代替人參湯，用以治療虛證。米粥可作為配合藥療的調養珍品，《隨息居飲食譜》就強調：「病人、產婦，粥養最宜。」

粳米的兩大功效——通血脈，健脾胃

俗話說：秦嶺山脈一條線，南吃粳米北吃麵。在南方，粳米堪稱五穀之長，是五穀當中的老大哥。儘管錢鐘書先生說過這樣一句話：「人不能只靠大米活著」，但這只是從精神層面上來講的，實際上對於南方人來講，沒粳米，還真不知道怎麼活才是。粳米對人類的貢獻，可概括為兩點：一是供給人體所需的養分，即營養價值；二是粳米還具有養生保健的功效。

粳米能養生保健嗎？答案是肯定的。大家知道張仲景的白虎湯吧，這個經典的清熱方劑中，有石膏、知母、甘草，還有一味是什麼呢？就是粳米。

不僅僅是張仲景，後世用大米治病的例子同樣也非常多。

《醫輶》中有這麼一個故事：一位女性朋友，發熱、嘔吐，舌頭上還出現很多粗糙的尖刺，十來天不見任何好轉，醫生最後採用什麼辦法讓她痊癒的呢？很簡單，就是喝粳米湯。另外《福建中醫藥》雜誌，也記載過這麼一個故事，說是有這麼一位男性朋友，在吃完烤肉和燒餅後開始發熱，肚子暴痛，滿地打滾，醫生也是用粳米湯來幫他治癒的。

由此可見，粳米治病的說法並不誇張，實際上你看看中醫的藥粥藥膳，特別是藥粥，雖然有用小米的，有用玉米的，還有用其他五穀雜糧的，但用得最多的還是粳米。

那麼，粳米具有什麼樣的功效呢？在中醫看來，粳米的功效，主要體現在補脾、和胃、清肺等方面。

粳米能夠補脾和胃的原因，實際上和其他五穀是一樣的。我們中國人的主體食物為五穀，五穀都是生長在土裡面的食物，並且都屬於甘味。大家都有這樣的體會，小麥、粳米、小米、玉米等穀物做的食品，咀嚼到最後均會出現淡淡的甜味，而在中醫的五味裡面，甜味是走脾經的，所以甘甜的食物最容易被脾胃吸收和消化。

現代人之所以會有那麼多脾胃的毛病，實際上與我們整天吃過多的大魚大肉，而主食吃得很少是有很大關係的。這也告訴我們，如果有脾胃方面的疾病，一定要多吃主食。實際上吃鍋巴、乾米飯，甚至吃烤焦的饅頭治胃病，在民間已經是經驗之談了，究其原因，取的就是這些食物健脾和胃的功效。

除了健脾和胃以外，粳米還有一個重要功效——通血脈。關於粳米能夠通血脈還有這樣一個傳說。相傳，唐朝長安城內有一個太守患了一種奇怪的疾病，這病導致腳脛日趨水腫，渾身肌肉酸痛麻木，身倦乏力。眾醫均束手無策，於是請孫思邈診治。為了查明病因，孫思邈住進嚴府中仔細觀察。經過觀察，孫思邈發現嚴太守不喜歡大魚大肉，但他對糧食特別講究，經常派人將米麵反覆加工精碾細磨後才作為主食。孫思邈認為他的病是血脈不暢引起的，所以建議嚴太守將每日主食全改成粗糧糙米，並且將一些細穀糠、麥麩皮煎水服用，半月之後這種疑難病竟神奇地康復了，病人精神好轉，水腫全消退了。

粳米為什麼能夠通血脈呢？在農村生活過的朋友都知道，稻穀的莖稈是中空的，而中空的稈卻能把養料源源不斷地送到最頂端，說明其疏通能力非常強。中醫講究取類比象，因此認為稻穀進入人體之後，也能夠讓血脈變得更加通暢。特別是穀糠、穀殼等，疏通能力更為強大。現在心腦血管病的發病率這麼高，與常吃白米白麵，少了粗糧食物為我們通暢血脈有關。所以很多患心腦血管疾病的朋友到處去找靈丹妙藥，殊不知，好好吃飯就是最好的靈丹妙藥。

實際上，粳米的保健養生功效不僅僅是上面我們所提到的兩種。我們都知道粳米的顏色為白色，根據中醫理論中「五色入五臟」的原則，多食用粳米，還可以達到清肺的功效。

另外，中醫認為淡味食物有滲利小便、祛除濕氣等作用；甘味食物具有補益和緩解疼痛、痙攣等作用。所以，味甘而淡的粳米還可用於緩解胃部疼痛、消化不良、嘔吐、泄瀉、小便不暢等。

總之，把錢鍾書先生那句「人不能只靠大米活著」換成「人不僅要靠大米活著，而且要靠大米健康地活著」，就是我們對粳米應有的態度。

脾胃虛弱不用愁，米粥為你解煩憂

中國大部分地區以米食為主，粳米製品種類繁多，如米飯、米糕、米粥、飯糰、米粉、米丸子等。簡單地說，粳米的吃法有：一是熬粥，二是煮飯，三是磨成粳米粉蒸著吃，四是將粳米與其他食物搭配著吃。此外，粳米還可以製作成河粉、腸粉、蒸肉粉等。這些吃法各有各的滋味，但以煮粥喝最好。將粳米做成不同風味的粥，有很好的營養和藥用功效。

人們常說：「粥飯為世間第一補人之物。」那麼，粥飯補的是什麼呢？其實就是人的脾胃。人生病之後，脾胃的消化能力、運化能力相繼減弱，飯量也逐漸減少，身體急需補充營養。這個時候給病人喝什麼呢？粳米粥。大病初癒的人喝點清淡的粳米粥，不僅能夠生發體內的陽氣，促進腸胃的吸收，還能夠滋養脾胃，讓病人的胃口大開，我們常說「胃口好，身體好」就是這個道理。現在，很多人都喜歡在病後吃一些具有滋補作用的補品，其實，想要身體盡快好起來，還是要先喝幾天粳米粥然後再進補為宜。

另外，米湯濃縮了米的精華，很多母乳不足的媽媽都用米湯來輔助餵養嬰兒。在我國古代，如果嬰兒沒有奶吃，都是用米湯來救命的，因為米湯不僅能「養胃氣」，還能「長肌肉」。嬰兒的脾胃本來就很弱，如果出現消化問題，最好的「藥」就是米湯。前些時間，含有「三聚氰胺」的毒奶粉被曝光後，不少媽媽又將米湯搬回了寶寶的餐桌。一般來說，給嬰兒飲用的米湯，要大火燒開，小火慢煮，把米煮透煮黏，湯汁不稀不濃，有米的香味，這樣嬰兒才喜歡食用。

祛除米中濕氣的方法

米飯該怎麼做呢？有一種說法是稻子生在水裡，含有一定的濕氣，為了祛除粳米中的濕氣，做米飯時，應該遵循古人煮、濾、蒸三大步驟來做。具體操作方法是先用適量水將粳米煮一遍，濾去水分後，再放到蒸鍋裡蒸熟就可以了。粳米做成粥更易於消化吸收，但製作粳米粥時，不能放鹼，因為長期食用含鹼的粳米粥，可能會患腳氣病。

中醫講究飲食合理搭配，前面說到孫思邈醫治的嚴太守，就是因為很少食用糙米而導致身體血脈不通暢，小腿腫脹，精神萎靡不振。現代很多人由於日常食用的都是經過加工的食物，因此現代人都會發現自己的注意力下降，精神也不是很好。這都是由於我們飲食搭配不合理造成的，想要改善這種狀況，就要在食物中增加糙米的攝取量，保持飲食的平衡。

另外，也可在粳米中加入黑米、小米、糯米、紅豆、扁豆等做成五穀雜糧飯，營養絕佳，口感也不差。

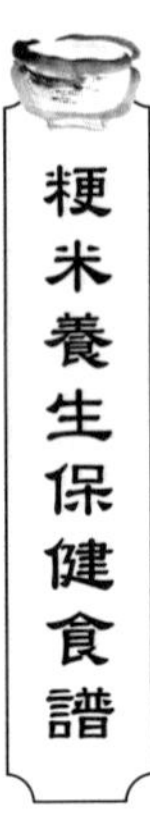

粳米胡蘿蔔粥，寬中下氣的良方

取胡蘿蔔約二百五十克，粳米五十克。將胡蘿蔔洗淨切片，與粳米同煮為粥，至粥爛即可食用。本方出自《壽世青編》。書中說粳米胡蘿蔔粥主要用於寬中下氣。也就是說，當我們心中煩亂，感覺胸悶的時候，說明我們身體內的氣不順了。這時就要喝粳米胡蘿蔔粥，調節身體的正氣，讓身體恢復正常。

粳米可以強健脾胃之氣。胡蘿蔔除了可以理氣之外，還可以幫助消化。相傳民國初年，河北邑東境褚姓夫妻爭吵反目。夫揚長離開家門，妻含恨吞下砒石。夜間毒發，她心中熱渴難忍，見鍋內盛有胡蘿蔔湯，就一碗接一碗地飲服，服用過後感到體內熱渴漸消，身體又恢復正常了。褚妻之所以從鬼門關中脫離，就是因為胡蘿蔔助消化的功效。因此，每當小兒有消化不良現象，又不喜歡吃藥的時候，媽媽都會給孩子做粳米胡蘿蔔粥來促進消化。

糯米阿膠粥，女性滋陰潤肺的良品

取一百克糯米，淘洗乾淨後，加水煮粥，熟後加入三十克搗碎的阿膠，邊煮邊攪勻，稍煮三、五分鐘加入紅糖即可食用。本方出自《食醫心鑑》。

這個方子中的糯米，和上面我們談到的粳米不同，它是一種有黏性的稻米，煮熟時黏性非常強，所以被稱為糯米。在古代還沒有發明水泥的時候，建築物幾乎都是用煮熟的糯米混合纖維作為黏合劑的。很多建築都屹立千年而不倒，由此可見糯米黏性之強。另外方中的阿膠，和其他中醫中的膠類中藥，如魚膘膠、黃明膠、龜板膠一樣，與我們生活中常見的膠水有某些類似之處，也有黏合的作用。多汗的人、貧血的人，還有月經量過大過多的人、腹瀉的人，在中醫看來都是因為某個臟腑器官功能失調而導致陰液流失了，所以這個時候最重要的是滋陰，而滋陰也就補充了陰液，把人體臟腑中那些「漏洞」補上，效果會好很多，所以很多醫生給尿頻患者吃糯米，甚至還有用布袋子裝糯米在患者身上撲打來治療多汗的。在這個方子裡面，阿膠和糯米的配伍，相當於水泥沙漿的作用，能夠防止陰液的流失，所以經常把它作為滋陰方劑來用。

那麼，哪些人可以服用糯米阿膠粥呢？面色蒼白，經常頭暈心慌，經常吐血，咳嗽咯血，大便下血以及口咽乾燥以及月經過少、延遲或者過多的女性，都可服用糯米阿膠粥。相傳慈禧在懷同治皇帝的時候，胎漏出血，就是服用阿膠來止血的。由此可見，糯米阿膠粥在「查缺補漏」方面確實有很好的治療作用，有以上症狀的朋友不妨一試。

小麥，心病皆宜的「心之穀」

中醫認為，小麥味甘、性涼，入脾、肺、心經，有養心除煩、健脾益腎、除熱止渴之功，適用於婦人臟躁、精神不安、悲傷欲哭、煩熱消渴、脾虛泄瀉等。

小麥可分為淮小麥和浮小麥兩種。淮小麥的安神作用比浮小麥強，治療心神不寧、精神恍惚、失眠多夢、心悸怔忡等，應選用淮小麥煮粥，仲景名方「甘草小麥大棗湯」，是中醫治療臟躁症的效驗方。浮小麥是作用溫和的止汗藥，善止一切虛汗，所以補虛斂汗，以浮小麥為宜。

小麥養心氣，安定心神增體力

大家都知道，北方以吃小麥為主，南方以吃水稻為主，一方水土養一方人。南方和北方氣候不一樣，南方多火，南方人自然也多火。多火則陰虛，所以南方人以陰虛體質的人為多。我們會發現大部分比較抗凍的不是北方人，而是南方人，很多南方人到北方後，秋衣秋褲，再加上毛衣和厚外套就解決了。而有些北方人去了南方，往往是秋衣秋褲，毛衣毛褲，棉衣棉褲，一件摞一件的，就差沒把被子套身上了，這就是體質的區別。北方多寒，陽虛體質的人較多，所以出現了這種北方人比較怕冷的情況。體現在飲食上，小麥偏溫，所以北方人愛吃小麥，可以糾正北方人的體質偏性，水稻偏涼，同樣也可以糾正南方人的體質偏性。

實際上，小麥不僅僅是北方人的主食，也是中醫常用的藥物之一。作為中藥的小麥，具有什麼樣的治療功效呢？首先給大家介紹的功效，就是「養心安神」，說起甘麥大棗湯，有點中醫常識的朋友肯定不會覺得陌生，這個源於《金匱要略》經方，就是用小麥和甘草、大棗來配用，專門用來治婦女臟躁症的。說起臟躁症，可能很多朋友不太明白這是一種什麼疾病，實際上這指的是因為心血不足而引起的失眠多夢、心悸不安、常呵欠、悲傷欲哭等一系列症狀，類似現代醫學的精神官能症、更年期綜合症。用甘麥大棗湯治療「臟躁症」，效果是非常理想的，在宋代，還曾經有這樣一則醫話：有位婦女常常突然悲傷哭泣，好像見了鬼神一樣。家人十分恐慌，束手無策，只好到處求神拜佛，祈求保佑，又求助於巫婆神漢，都毫無效果。後來請名醫許叔微診治，診斷為臟躁症，採用甘麥大棗湯治療，沒吃幾劑，果然就有了效果。

小麥為什麼能養心安神呢？大家看，小麥在秋天播種，生長期主要在冬季，夏天收割。心氣通於夏，小麥在這個時候成熟，不僅具備了四季的精華，還具有通心氣的特點，所以可用來治療因為心血不足引起的各種症狀。

我們再來看小麥的麥芒，特別尖銳。尖銳的東西在中醫裡表示生發力量強，可讓鬱積的肝血流動起來，所以你看那些疏肝的藥物，很多都帶點刺兒！皂角刺具有疏肝活血的功效，帶刺的玫瑰花也可以疏肝。所以心情不高興了怎麼辦？患憂鬱症怎麼辦？借酒澆愁可不是辦法，吃點麵食，倒是會有一定的幫助。

小麥還可以用來治療胃潰瘍。很多胃潰瘍的病人不能吃米飯，一吃米飯就胃疼。這是因為胃潰瘍病人本來脾胃就寒，再把寒涼的米飯吃進胃裡去，自然也就會產生不舒服的感覺了。對於這類虛寒性胃潰瘍，可以經常吃烤饅頭片，因為饅頭是小麥做的，本身就是溫性的，然後再把它烤了，相當於又加大了火力！溫性就更大了，吃完烤饅頭片，就會覺得舒服。因為脾胃是主受納的，調理脾胃重在養，不在治。當然，胃潰瘍還有很多種類型，這裡是指脾胃虛寒型的，就是吃完大米飯會覺得難受的那種胃潰瘍患者，改變一下飲食結構，情況就會得到改善。

有人曾經把烤焦的饅頭放在顯微鏡下觀察，發現饅頭的焦末就像吸水的海綿，上面有很多孔隙，這些小孔除了能吸收水分和氣體，還能吸附細菌，所以，當這些饅頭焦末到了腸道裡，就像吸塵器一樣把腸管裡多餘的氣體、水分、細菌和毒素吸附或吸收，使腸道功能恢復正常。因此可用它來治療胃腸疾病。

小麥還有一種功效，那就是補心氣、斂汗。不管你是氣虛、陰虛或婦女產後體虛等所致的一切出汗疾病，都可以用小麥配合其他中藥來進行治療。當然，需要提醒大家的是，這裡用的小麥是浮小麥，而不是普通的小麥。什麼是浮小麥？浮，就是漂浮、浮起來的意思。很明顯，浮小麥就是乾癟的、放入水裡能漂浮起來的麥子。「浮小麥」這個名詞最早見於古醫籍《太平聖惠方》一書。關於它的由來，有一則王懷隱妙手偶得的故事。說是名醫王懷隱在用甘麥大棗湯給病人治病，有一次錯用了一些品質不太好的小麥，然而效果卻比普通小麥的效果還要好。於是王懷隱試著用浮小麥治盜汗、虛汗症，果然療效很好，便逐漸認識到浮小麥的功效。後來他與同道好友王祜、鄭奇、陳昭遇潛心研究張仲景的醫著，合編成《太平聖惠方》一書，浮小麥的功效也被記錄在這本書裡面。

為什麼小麥能夠治療虛汗一類的疾病呢？中醫認為，汗為心之液，如果人的心裡面鬱熱有火，心火擾亂津液，將津液從身體裡面逼出來，表現出來的就是盜汗和自汗了。而浮小麥具有性涼味甘的特點，並且走的是心經，能夠祛除心經的熱氣，熱氣一除，津液得以在體內運行，盜汗、自汗也就自然得以治癒了。

失眠多夢，小麥助安眠

小麥能夠補養心氣，有心病的人適宜食用。此處有心病的人指的是由於心血不足導致的失眠多夢者、心悸不安者、喜好打哈欠者、經常悲傷欲哭者等。心血不足指的是心臟供血不足，也就是血脈不通暢了，導致心臟沒有血來供給其他器官，這時身體就會「抗議」了，出現上述失眠多夢等症狀。想讓血脈通暢，就可以用麥麩來煮水喝，促進血脈運行，然後我們可以食用一些小麥製品來給心臟補充陽氣，讓陽氣生發，提高心臟的供血功能，心臟的供血功能恢復了，失眠多夢的症狀自然就會消失了。

另外，因心神不寧導致的失眠、煩躁不安、精神抑鬱者適合食用小麥。前面講過小麥具有寧心安神的功效，在此不多贅述。因小麥能夠寧心安神，自然可以有效緩解因心神不寧導致的失眠、煩躁不安、精神抑鬱等症狀。

補充身體營養的小麥，不宜與辛味食物同食

民間有「麥吃陳，米吃新」的說法，認為存放時間適當長些的麵粉比新磨的麵粉品質好。這是由於新磨的麵粉放置一段時間之後，麵粉裡多餘的水氣就會自動蒸發掉，製作出來的食物口感更加筋道，有嚼勁。

小麥的食用方法繁多，是其他任何糧食不可比擬的。一般來說，小麥可蒸飯、煮粥，或磨成粉製成麵食常服。在我國，小麥的食用方法主要是用來加工麵粉，製作成各種麵食，如饅頭、麵包、餃子、麵條、烙餅、蛋糕等；小麥粒或碎小麥可用來代替稻米做飯；熟小麥粒可發酵做成小麥豆豉；小麥澱粉可用來做湯的增稠劑等。

除此之外，小麥還可用於製造酒精、澱粉和糊精、葡萄酒、白酒、啤酒、醬油、醋；麥粉經細菌發酵轉化為麩酸鈉後，可製作味精。

另外，我們都知道，辛味食物具有行氣、活血的作用，所以血脈不通者可以適當地食用一些辛味食物來行氣活血。但是如果我們的心臟出現了問題，比如心臟病患者，這時就需要養心，可以食用一些小麥做成的食物來養心。可是在吃小麥的同時，如果還吃了一些蘿蔔，或者很辣的辣椒，吃完後我們就會發現，心臟跳的速度不僅沒有慢下來，反而加快了。有心臟病的人長期食用很辣的食物，心臟病發作的機率就會提高很多倍，所以心臟病患者要少食用辣椒等大辛大熱的食物，尤其在食用小麥的時候儘量不吃辛味食物。

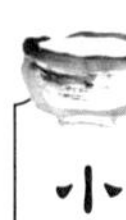

小麥養生保健食譜

甘麥大棗湯，養心寧神的古方

用甘草十二克，淮小麥十八克，去核大棗九枚。小麥洗淨，撇去浮沫；將甘草、淮小麥、大棗一起放入鍋內加水煮沸之後即可飲用。此方出自《金匱要略》。此方應用的就是小麥可以養心氣的功效，而甘草瀉心火，大棗補脾益氣，三藥共同達到養心安神、滋陰養臟的功效。在日常生活中，處於更年期的婦女如出現心不在焉、睡眠不佳、經常失眠、常流淚、易激動、心慌等症狀，飲用甘麥大棗湯後症狀可以得到緩解。

但是我們在這裡需要注意的是：甘麥大棗湯裡使用的小麥是淮小麥，而不是浮小麥。淮小麥指的是江淮地區出產的顆粒飽滿的小麥；浮小麥的「浮」，是漂浮、浮起來的意思。很明顯，浮小麥就是乾癟的、放入水裡能漂浮起來的麥子。別看同是麥子，兩者的藥效卻大相徑庭。**淮小麥的作用是養心寧神，浮小麥的作用是斂汗止汗，二者不可混淆。**

前面說到在甘麥大棗湯裡起主要作用的是小麥，次要作用的是甘草，大棗只是做輔助治療。那麼，甘草除了可以瀉心火之外，還可以調和藥性，緩解藥物的毒性。所以在使用藥性比較烈的藥時，有些方子會加上甘草。甘麥大棗湯中之所以加入了甘草，除了看中甘草瀉心火的作用之外，還在於它能調和藥性，讓藥的治療作用能夠被身體吸收得更好。

炒黃麵粉，防治腹瀉效果好

取白麵粉五百克，將白麵粉炒至焦黃，每日晨起空腹用滾開水調沖三十克食用，也可放入適量鹽或糖來調味。於晨起空腹食用，可達到固腸止瀉的作用。此方出自《飲膳正要》，適用於胃腸不固而引起的腹瀉不止。胃腸不固指的是胃腸消化不好，不能將食物完全消化。中醫認為，胃腸為「水穀之海」，負責吸收水穀中的營養。當我們的胃腸不能完全消化吸收水穀中的營養，甚至出現腹瀉的症狀時，就需要對胃腸進行調節，這時大多使用炒黃麵粉，可以給胃腸補充陽氣，恢復胃腸的正常功能，促進胃腸消化吸收。

那麼，身體裡已經有熱的人，能食用炒黃麵粉嗎？當然不能。身體本身陽氣過盛，陰氣虛弱的時候，我們還給身體補充陽氣，陰氣就會更加虛弱，會加重陽盛陰虛的現象，起到相反的作用；另外，胃裡有火的人也不能食用炒黃麵粉，否則胃裡的火氣會更盛，具體表現為不管喝了多少水，還是會感覺很渴，嚴重的還會出現大便乾燥，皮膚表面乾燥脫皮的現象。

玉米，「富貴病」的福音米

玉米，又稱玉蜀黍等，它味甘性平，具有調中開胃、益肺寧心、清濕熱、利肝膽、延緩衰老等功效。現代醫學認為，玉米對冠心病、動脈粥樣硬化、高脂血症及高血壓病等都有一定的預防和治療作用。玉米鬚也是一種食療佳品。中醫認為，玉米鬚味甘、淡，性平，具有利尿消腫、平肝利膽等功效。可防治水腫、小便不利、黃疸、膽囊炎、膽結石、高血壓病、糖尿病、乳汁不通、慢性腎炎等多種病症。

人參一斤，比不上玉米一升

從古至今，玉米的保健功效都是有口皆碑的，無論是帝王將相，還是平民百姓，喜歡吃玉米的，一直都不乏其人。

據史料記載，明正德皇帝有一次外出遊玩時，由於玩的時間過長、饑腸轆轆，進了一戶農家討食吃。農夫給他端來一碗玉米飯，他吃得十分香甜。飯後他問農夫此飯為何米所做，農夫說這是「珍珠米」。八國聯軍進攻北京時，慈禧太后攜光緒皇帝倉皇出走去西安，到了山西晉北境內，由於所帶食品殆盡，餓得肚子咕咕作響。此時侍臣急忙從百姓家裡討來兩個窩窩頭，慈禧吃得甚香，覺得比燕窩還香。她吃完問侍臣是何物，侍臣慌忙稟告：「珍珠米窩窩頭。」其實也就是玉米做的窩窩頭。

在國際會議上，從來不提大米、白麵粉，也不提洋速食。穀類裡第一提的是老玉米，說它是「黃金作物」。美國醫學會作過普查，發現印第安人極少有高血壓、動脈硬化，與吃老玉米是有關係的。研究發現老玉米裡含有大量的卵磷脂、亞油酸、穀固醇、維生素E，可以避免高血壓和動脈硬化。

中醫認為，玉米性平味甘，入肝經、腎經、膀胱經，有利尿消腫、健脾滲濕、平肝利膽的功效。尤其值得一提的，是它開胃的功效。《本草綱目》認為其「調中開胃」，《本草推陳》則稱其為「健胃劑」，並認為煎服有利尿之功。所以胃口不好的人，比如老年人、兒童、久病在床的人，平時多喝點玉米磨粉煮的粥對身體是有好處的。

不僅玉米的保健功效很好，玉米鬚的作用也是不容小覷的。玉米鬚又叫棒子毛、玉蜀黍鬚。它是玉米的花柱及柱頭，最早將玉米鬚列為藥材的是《滇南本草》。採集玉米鬚時，一般要等到秋後，玉米都成熟了，然後再把已經乾燥的玉米鬚從上面摘下來。不要去採新鮮的，否則玉米就不長粒了。玉米鬚的利水功效特別好，像水腫、小便不利、乳汁不通，用玉米鬚都有很好的效果。玉米鬚怎麼用呢？一般泡水喝就可以了，取玉米鬚五十克，先用清水沖洗兩遍，然後放入杯中，沖入沸水，再蓋上蓋兒悶幾分鐘，當茶飲就行了。如果想效果更好的話，最好用水煎，煎取濃汁，然後分成早晚兩次喝。注意藥液涼了的話要熱一下，不要喝涼的。平時有糖尿病、高血壓，或是小便不利、腎炎水腫、肝硬化腹水的人，可以試試這個方法。

玉米吃法多，注意別發霉

玉米最常見的吃法就是磨成粉後煮粥。東北還有豪放的大楂粥。楂子粥與玉米粉粥相比，粒要粗些，一般會和芸豆同煮。煮粥時，為了使粥能熟爛，通常會把玉米楂

（玉米碎粒）和芸豆泡半天，等到楂子膨脹、變軟後倒入鍋中大火煮。開鍋後改用小火熬一會兒，等玉米楂子開了花，一鍋香噴噴的粥就熬好了。不過與玉米粉粥相比，玉米楂粥不容易消化，所以消化不好的人還是喝玉米粉粥較恰當。

與白麵粉比起來，玉米比較糙，所以可以同小麥粉或是大豆粉混合起來，蒸發糕，或是做成窩頭、點心等。北京的栗子窩頭、棗窩頭就很受歡迎。此外玉米還可用來做菜。將新鮮的玉米粒剝下，與蝦仁、黃瓜丁一起炒著吃，也別有一番風味。

吃玉米時應注意，發霉的玉米千萬不要吃。因為其中含有致癌物，對健康有害。所以在保存玉米時最好將它們掛在通風乾燥處，以免使玉米發霉。

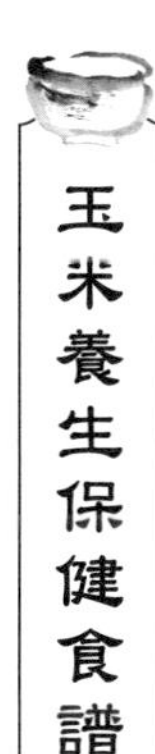

玉米養生保健食譜

玉米鬚燉豬胰，糖尿病患者控制血糖的利器

這是一道出自《常見病驗方研究參考資料》的菜餚。本方包括玉米鬚三十克，豬胰一百五十克，製作藥膳時，可將豬胰洗淨切塊，玉米鬚洗淨，兩味同用水煮四十分

鐘，加入適量佐料，取湯飲服，一日分二次飲完，十天為一個療程。需要注意的是本湯連續服用方能有效。

在這道藥膳裡面，豬胰味甘性平，清肺胃虛熱，治肺痿咳嗽、消渴（糖尿病）等症。現代藥理研究證實玉米鬚的發酵製劑對家兔有顯著的降低血糖作用。《現代實用中藥》謂其對「腎病、浮腫性疾病、糖尿病等有效」。玉米鬚有很好的利尿、止血和健脾胃作用，兩味煎湯連服可有效改善糖尿病患者的血糖。

玉米橘核羹，防治乳癌有一手

玉米粒一百克，橘核十克，絲瓜絡五十克，雞蛋一個，白糖、太白粉各適量。將玉米粒洗淨，放鍋內，加清水煮爛；橘核洗淨，研成粉；絲瓜絡洗淨，加水煎湯，取汁；雞蛋磕入碗中攪打均勻。沙鍋上火，加入藥汁，放入玉米粒、橘核粉，再煮沸，下雞蛋液熟後，放白糖，用太白粉勾芡即成。

在這道藥膳裡面，絲瓜絡為中藥，性平味甘，清熱化痰，通經活絡，有一定的抗癌作用。玉米也有抗癌作用，能增強機體的免疫功能，抑制癌細胞發展。橘核性平味甘，理氣止痛，可治乳癰。以上各物製成羹，可防治乳腺癌。

蕎麥，中國人的淨腸之麥

蕎麥性涼味甘，能健胃、消積、止汗。《食療本草》言其「實腸胃，益氣力，續精神」；《隨息居飲食譜》說它「開胃寬腸，益氣力，禦寒風」；《中國藥植圖鑒》則認為蕎麥「可收斂冷汗」。但蕎麥最主要的功效還在於清理腸道垃圾的方面，因此民間稱之為「淨腸草」。平時在食用細糧的同時，經常食用一些蕎麥對身體會有好處。

蕎麥是體內的環保戰士，清理垃圾的先鋒

蕎麥從外表上看去黑黑的，像被火燒過一樣，非常不討人喜歡。同作為糧食作

物，蕎麥的確也沒有什麼「社會地位」，其他糧食作物大多數都是供人食用的，蕎麥卻常用作家禽和其他牲畜的飼料，難怪我問很多人是否吃過蕎麥時，他們竟然都答不出來。難道蕎麥真是一個「無名小卒」？如果你這樣認為，那就大錯特錯了，無論從藥用角度還是食用角度上來講，蕎麥都是食物中的佼佼者。

那麼，蕎麥具有什麼樣的保健功效呢？

人體的消化系統，就像公車一樣，車到站了，有人上車，有人下車，才是正常的現象。如果沒人上車，那麼公車就白跑了；如果沒人下車，那最後肯定是超載了。超載了怎麼辦呢？就要治理。公車超載了，可以增加發車的密度，很容易解決。人體內的垃圾超載了，我們怎麼辦呢？吃藥嗎？俗語說得好，「是藥三分毒」。服藥不僅容易引起新的疾病，而且在體內垃圾沒有清理的情況下，服用任何藥物、補品，其效果都不明顯。那這時該怎麼辦呢？我們可以用食補，也就是吃蕎麥來排除垃圾。中醫認為，蕎麥味甘、微酸，性寒，能夠降氣寬腸，將五臟垃圾排除出體外。體內的垃圾被清除了，人體的陰陽也就平衡了，人體這輛公車才會安全地行駛在健康的大道上。

蕎麥能夠清除胃腸中的垃圾這一功效，在古書中有很多記載。

據《簡便方》中記載：有一壯年男子，總是肚子痛、腹瀉，腹瀉了兩個月之久，人也慢慢消瘦下去，吃了很多藥，都不見好。最後用什麼方法治好的呢？就是吃蕎麥麵，吃了三、四次就好了。

《本草求真》中也有記載：有一人突然腹痛難忍，上不得吐，下不得瀉，然後就將蕎麥粉炒焦，用熱水沖服，片刻之後腹痛即止。

蕎麥所含熱量雖高，卻不會引起肥胖，恰恰相反，還會起到降脂減肥的作用。這當然也跟蕎麥能夠清除胃腸垃圾有關係。俄羅斯著名醫生安德列耶夫說：「一切疾病的主要原因和根源，就在於人的機體在不同層次上滯積了各種垃圾。」這些垃圾會導致人體慢性中毒，從而導致各種疾病的發生。那麼，人體內有多少垃圾呢？據統計，成年人體內一般可有三至六千克垃圾。其實，只要將這些垃圾從我們的身體排出，就能達到減肥的效果了。所以，我們提倡多吃蕎麥，就是要蕎麥將我們身體內部的垃圾清除出去，不僅能夠達到減肥的效果，還能遠離節食的困擾，有助於身體的健康。

除了清除胃腸的垃圾之外，蕎麥還具有收斂的作用，能夠止汗。

蕎麥為什麼具有這兩種功效呢？我們知道，蕎麥生長在比較寒冷的秋季，而秋季的氣機就是收斂收藏。另外，蕎麥味微酸，酸味本身就具有收斂的作用，食用蕎麥自然就能收斂汗液、通大便利小便了。

蕎麥除了上面介紹的功效以外，還有很多養生保健的功效。比如彝族同胞間廣為流傳的俗語：「蕎翻山，麥打坐，吃洋芋母雞也都捉不著」、「吃蕎粑粑，喝酒都不怕」、「吃了蕎粑粑，牙潔白也整齊」、「吃蕎粑粑，姑娘長得像朵花」，這都說明吃了用蕎麥製作的食品，能夠起到美容、增氣力、解酒的功效。

另外，蕎麥對許多疾病都有明顯的防治效果。莖葉入藥能益氣力、續精神、利耳目、降氣、寬腸、健胃，蕎麥粉做的保健食品能防治糖尿病、高脂血症、牙周炎、牙齦出血以及胃病等。

總之，「天天吃葷肉，餐餐大油膩」的人們，想要解除排便不規律、便祕的煩惱，就要多吃蕎麥製品。只有這樣，才會讓人體的廢物快速排出體外，減少腸毒的滯留與再吸收，才會讓人體這輛公車跑得更快、更遠、更健康。

蕎麥不歡迎脾胃不好的人

因蕎麥較難消化，所以消化功能不好者忌食蕎麥。蕎麥性寒，脾胃虛寒者若食用蕎麥，會導致體內陰陽更加不平衡，消化系統功能紊亂，嚴重的會令人頭暈，所以脾胃虛寒者要慎食蕎麥。蕎麥中含有一些能夠引起過敏的物質，可引起某些人的過敏反應，所以凡是體質易過敏者當慎食或不食蕎麥。蕎麥對皮膚可產生某些刺激，故皮膚過敏者忌食。腫瘤患者也要忌食，以免加重病情。

吃蕎麥麵，口感最佳的吃法

蕎麥的吃法有很多種，包括做成蕎麥米飯、蕎麥米粥、蕎麥片、蕎麥麵條、蕎麥餅和蕎麥麵包等。其中，用蕎麥製成的麵條口感最佳，因此最受人們的歡迎。

吃蕎麥麵多離不開羊肉，因為蕎麥性寒，羊肉性熱，如用羊肉做湯，可寒熱互補，吃起來既味道好又不易引起胃腸不適。由於蕎麥沒有延展性和彈性，擀不成麵條，蒸不成饃，烙不成餅，所以建議在蕎麥麵粉中加百分之二十至三十的小麥麵粉以增加其彈性。另外，在吃大米、小米時可以適當添加一定量的蕎麥米，或用牛奶沖蕎麥片，也可以將蕎麥、小麥、大豆、芝麻加工成熟粉，每天用開水沖著喝，也可以達到下氣寬中、清腸胃的作用。

另外，人們還將蕎麥製成了一些發酵食品，如蕎麥麵包、蕎麥發酵優酪乳、蕎麥啤酒、蕎麥醬油、蕎麥醋、蕎麥豆醬等。

需要注意的是，蕎麥不能久食，否則會令人頭昏目眩。蕎麥麵性涼，容易傷胃，因此在做蕎麥麵條時一定要將其煮較長的時間，直至煮軟為止。這樣可使蕎麥麵條的口感更好，也更容易被消化。蕎麥麵條雖然好吃，但每次不可吃得過多，也不可將其作為早餐和晚餐食用，以免導致消化不良。

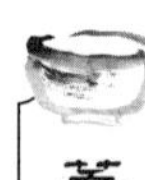

蕎麥養生保健食譜

健脾除濕熱的蕎麥濟生丹

取蕎麥適量，炒至微焦，研細末，水泛為丸。每次六克，溫開水送服，或以薺菜煎湯送服，此方出自《本草綱目》，適用於脾虛而致濕熱下注，小便渾濁色白，或輕度腹瀉，婦女白帶病，可起到健脾、除濕熱的作用。因為性寒涼，入肺的蕎麥自然就能用它的寒涼之氣來化解濕熱之氣，讓肺氣能夠正常地降下來，保證其他臟腑正常工作。

為什麼要用薺菜煎湯送服呢，因為中醫認為薺菜味甘、性涼，歸肝經、脾經、肺經，具有和脾、清熱、利水、消腫、平肝、止血、明目的功效。在此方中以薺菜煎湯送服，可以輔助蕎麥的食用效果，加快胃腸的吸收，還能緩解因腹脹、腹痛帶來的頭痛頭昏的症狀。

開胃寬腸、下氣消積的蕎麥麵

取五百克蕎麥粉，將蕎麥粉加清水和麵，再作成麵條、麵片、糕餅等麵食。此方出自《隨息居飲食譜》，經常食用可達到開胃寬腸、下氣消積的作用。前面我們說了，蕎麥能夠補肺氣、除濕熱，並利用肺主宣發肅降的功效來調節五臟，清理五臟堆積的垃圾，讓五臟平和，運轉正常，進而使人體保持健康狀態。我們知道，如果大腸出現問題，就會出現大便困難的現象，這時誰會來幫助大腸呢？肺。因為肺與大腸相表裡，為水上之源。那麼，相應地，當肺出現問題，不能正常運行的時候，接下去出現問題的就是大腸，會出現大便燥結，排便困難。當我們出現排便困難的時候，就說明肺裡有濕、有熱，這時可以吃蕎麥麵，祛除濕熱來達到開胃寬腸、下氣消積的作用。

「糧藥」薏米，清熱利濕、健脾補肺的龍珠米

中醫學認為，薏米味甘淡，性微寒，具有健脾補肺、利水除濕、清熱排膿的作用。主要用於治療風濕痹痛、關節拘攣以及水濕停留的水腫、泄瀉、尿少；也可治療咳嗽胸痛、吐膿血的「肺癰」和咳濁痰涎沫的「肺癆」。薏米不論用於滋補，還是用於醫病，作用都很緩和，微寒而不傷胃，益脾而不滋膩。經常食用薏米對治療慢性腸炎、消化不良等症也有效果。健康人常吃薏米，既可化濕、利尿，使身體輕捷，又能減少癌症發病的機率。

濕邪，人類健康的大敵

說到薏米，就會想到一個人，誰？辛棄疾。因為「棄疾」二字，就與薏米有關。話說有那麼一年，辛棄疾還不叫辛棄疾的時候，忽然患上了疝氣一類的疾病，百醫無效，痛楚萬分。後來有個道人傳授了他一個秘方，就是把薏米用黃壁土炒過，水煮為粥膏而服用，結果「數服即消」，效果非常好。病癒之後的辛稼軒感慨萬分，「吾棄疾矣！」所以辛棄疾的「棄疾」就是這麼得來的。

由此可見，薏米的藥用功效是非常神奇的，在《神農本草經》中，薏米還被列為上品。

那麼，薏米究竟有什麼樣的藥用功效呢？說起薏米的藥用功效，最為人稱道的當數它在清熱祛濕方面的功效了。

在講薏米的清熱祛濕功效之前，先給大家說明一下濕邪的危害。說到濕邪，可以說是現代人健康的最大敵人了，現在十個人中有八、九個人身體裡面都有濕邪潛伏。

為什麼呢？

首先，現代人運動少了，導致體內陰盛陽虛，從而濕邪內鬱。實際上只有運動起來，才可能振奮體內的陽氣，所謂動則生陽。比如，我們如果打一場籃球，就會出一身汗，然後呼出很多水氣，這是水液的排出，然後喝水，完成水在體內的出入，這樣運化水的系統就得到了鍛煉。

其次，跟現代人的飲食也有關係。現代人越來越喜歡吃辛辣、味重的食物，還有甜味食物，而在中醫看，這些都屬於肥甘厚膩這一類的。過多進食這類食物，會影響脾胃的運化功能，當脾胃沒有辦法把所有的東西都轉化為人體能夠利用的營養成分時，那些沒有被轉化的東西，就變成中醫認為的濕邪而留在體內。中醫認為，常吃這些東西就會困住脾胃，從而導致體內的濕排不出去。古代醫書《丹溪心法・中濕》中就說「脾胃受濕，沉困無力，怠惰嗜臥」。說的就是脾胃如果被濕困住了，就會出現渾身發沉、倦怠無力、愛睡覺的症狀。我們常說的，「這人就好像沒擰乾的濕衣服，渾身沉甸甸的，提不起精神」，就屬於這種情況。而當陰雨天時，外界的濕氣迎合並且加重體內的濕氣，這也就是這些人為什麼在陰雨天裡更加想睡覺、更加難受的原因。

最後一個原因是腎陽不足。在中醫看來，腎也是負責管理水液的，現代人腎精消耗的機會很多，縱欲、熬夜等各種不良生活方式，都會損耗腎精，腎精損傷多了，腎陽就會不足，從而也導致了濕邪存留在五臟六腑中。

濕邪有多厲害呢？舉個例子，髒衣服如果是乾燥的，即使放三、五天，也不會發臭。但衣服浸水後，加上天氣炎熱，不及時洗滌，就會出現發臭的情況。這其中的關鍵因素是水，水濕導致了衣服不透氣，鬱積而化熱！所以，很多中醫專家都一致認為，現在的慢性疾病及癌症等都與濕邪有關。

因此，如果你有晚上睡覺流口水的習慣，或者總是發現大便偏稀甚至不成形的話，就要警惕濕邪的危害了。這時多吃一些健脾除濕的食物，例如多喝一些薏米煮的湯或粥就是很好的選擇。

生薏米、炒薏米，祛濕效果大不同

薏米為什麼能夠祛濕呢？首先它是入脾經的，可以健脾除濕。其次按藥材的性味而言，中醫裡的祛濕藥或是辛香溫燥的，或是甘淡滲利的。辛香溫燥的如陳皮，可以燥濕化痰，這就好比架起火來把水烘乾。這樣有好處也有壞處，好處就是濕除得快，壞處就是「火」若大了，很有可能把壺燒乾。薏米則味甘淡，可以利水滲濕，像疏通水道一樣將水排走。一般性屬寒涼，和作為果實、種子及質重的藥物多為沉降藥，沉降則能滲利。薏米性涼而沉降，是常用的利水滲濕藥。正如《本草正》裡說：「薏苡，味甘淡，氣微涼，性微降而滲，故能祛濕利水。」

薏米都能祛除哪些濕邪呢？脾管運化水濕，但若是脾虛了，濕邪又會困脾。脾屬土，我們就把脾比作大地，睡覺時流口水，就好比汛期河水上漲越出了河床，給大地帶來水患，實際上還有很多形式的水患會給大地帶來危害。像脾虛濕盛排不出去就會出現水腫；濕邪停在胃腸，人就會大便稀溏、腹瀉；跑到下面會生成腳氣；流注關節，則四肢腫脹疼痛，屈伸不利，而且濕邪有個特點是沉重，關節疼痛的同時人體還會感到十分沉重無力；濕邪還有穢濁的特點，「濁」就是混濁，例如有種病症叫淋濁，就是小便混濁不清，另外女性帶下白濁，也是濕濁的體現。

有人會說，濕邪的表現太多了，不可能什麼樣的濕證都能用薏米吧？的確如此，濕邪表現各異，應對它們的方法也不盡相同，但薏米在祛濕除濕上應用還是很廣泛的。不過這裡需要提醒大家的是，薏米生用和中藥炒製的效果是不同的。

生薏米偏寒涼，利水滲濕最在行，可以祛濕除風、清熱排膿、除痹止痛，對小便不利、水腫、腳氣和風濕疼痛等效果顯著。

炒薏米是取淨薏米用文火炒至微黃色、鼓起時取出，放涼，略有焦斑，微香。中藥的炮製方法裡，還有一種是將藥物與麥麩拌炒，即麩炒薏米。鍋熱後先撒入麥麩，用量為薏米的十分之一，加熱到冒煙時，加入淨薏米，炒至表面呈黃色鼓起時取出，篩去麥麩後放涼，略有香氣。簡單說一下這個香氣。根據中藥炒製程度的不同，一般分為把藥炒黃、炒焦和炒炭。而炒黃就是指用文火炒出藥材固有的香氣，或鼓起、爆裂時為度。炒黃能緩和藥材的過偏之性，同時散發的香氣還有理氣解鬱的作用。

當然我們可以自己動手炒，也可以去中藥店直接買來用。它們兩者的共同點都是藥性平和，擅長健脾止瀉，是治療脾虛濕盛泄瀉的良藥。不同點是，炒薏米比生薏米的除濕效果好。比如有的人容易拉肚子，知道薏米能治療脾虛泄瀉，便經常煮些薏米湯來喝，卻不見什麼效果，不知道問題出在哪裡。這正是因為他用的生薏米，性偏涼，如果用炒過的薏米煮粥或取一匙泡茶喝，效果就會很明顯了。而麩炒的比單純炒薏米健脾作用更突出。為什麼加入麥麩呢？中醫認為，具有補脾作用的藥物，經過麩炒可增強療效，緩和某些作用猛烈的藥物的藥性。如果是脾胃不好，總是吃不下東西，要麼吃點就腹脹，總覺得不舒服，這時在稀飯裡加一把麩炒薏米一起煮著吃，就能有效緩解食少、腹脹等症狀。

大家平時食用薏米時，多半是直接煮湯、煮粥服食。我們知道薏米硬度大，較難煮熟，如果和易熟的米一起煮，它們的熟軟程度不均勻，難免會影響口感，所以煮前最好把薏米泡兩三小時，等吸收了水分之後就容易熟了。

夏天天氣多濕熱，人們也最容易被濕邪所困。可能有人早有體會，夏天時腿部、腳部常常出現水腫，大便也很黏滯，這都是由於體內有過多的水濕停留，可以多吃一些利水消腫的食物幫我們把水濕排出體外。除了單用薏米煮湯煮粥，還可以考慮用薏米燉冬瓜。

冬瓜味甘淡而性寒，功效以利水消腫而著稱，是治療水腫和減肥瘦身的佳品。和薏米配伍一起食用，就像物理學上的同向合力，作用更大。這道湯的最大功效就是利濕、消腫、減肥，對於有水腫症狀和多濕體胖的人很適用，同時對四肢關節疼痛，屈伸不利和白帶多而混濁有一定療效。也許有人擔心冬瓜性寒，會加重體內的寒濕之氣，所以我們在這裡一定要加入蔥和薑，這樣就把性寒的食物變得稍微平和了一點，適用的人群也就更廣了。如果說就要突出清熱、除濕和解暑功效，那我們直接用薏米和冬瓜煮粥就可以了。

在用薏米煮粥時，如果我們把冬瓜換做南瓜，效果就另有所偏重了，適宜的人群是糖尿病患者。糖尿病的一個典型症狀，就是病人常感到沒有力氣。南瓜性溫味甘，入脾胃經，脾主肌肉，脾健手足自會有力。南瓜還能降糖止渴，有「降糖降脂佳品」之譽。薏米也是自古多用來治療消渴症狀的。《本草綱目》中說：「消渴飲水，薏米煮粥食之。」糖尿病另一個明顯的症狀就是患者總感到口渴，總要喝水，這正是糖尿病的病機所在，體內陰津虧損太嚴重了。很多藥物在除濕的同時會助燥，損真陰之氣，而《本草新編》裡卻說：「薏仁最善利水，不至損耗真陰之氣」，能健脾陰。這樣一來，薏米加南瓜，既能滋陰又可益氣，可見是糖尿病患者的理想食品。

薏米不僅能給人帶來健康，它還具有護膚美容的功效，經常食用可以令皮膚光澤細膩。《本草綱目》裡就講到薏米能「養顏，駐容，輕身延年」。原因是什麼呢？這同樣要歸功於它清熱除濕的功效。有些人臉上經常長痤瘡和扁平疣等，它們雖發於顏面，卻是體內濕熱對外爆發的結果。像平時飲食過於油膩辛辣會造成胃火過盛，同時還會引起脾虛生濕，而臉上長痤瘡等，就成了濕熱之邪的一個爆發點。這時我們有個簡單的方法，就是用五十克薏米煮粥，粥熟後加入十五克白糖服食，一天一次即可。另外把白糖換做十五克百合與薏米一起煮粥效果也不錯，對痤瘡、雀斑和濕疹都有療效。

薏米雖然以祛濕盛名，但在《本草正義》裡有：「但其功力甚緩，用為佐使宜倍。」《本草衍義》另有：「薏米，凡用之，須倍於他藥。此物力勢和緩，須倍加用即見效。」也就是說，薏米藥力輕緩，需要多服久服，才能有顯著的效果。

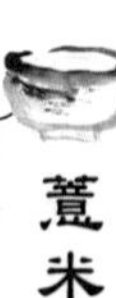

薏米養生保健食譜

薏米煮豬肺，呼吸系統疾病的良藥

本方來源於《證治要訣》。先準備豬肺一具，薏米三十克，調味料適量。

製作時，先將薏米洗淨搗碎為末。將豬肺洗淨。洗時把清水灌入肺管中，輕輕用手拍打豬肺，倒出髒水，再灌再拍，如此多次，直至肺呈白色為止。鍋內加水適量，下薏米與豬肺，先用旺火煮沸，除去湯面上的浮沫，改用微火煮至豬肺極爛為度，根據口味調味後即成。食肺喝湯，佐餐服食。

在這道菜裡，薏米為平補之品，具有健脾補肺、利尿除濕的作用，既為進補佳品，又屬常用之藥物。豬肺為清補之品，既能補肺止渴，又能健脾利水。本方適用於肺膿腫、肺氣腫、支氣管炎等病症，久咳不癒屬於肺熱者。

第二章

五味餐桌：津津有味，酸甜苦辣鹹

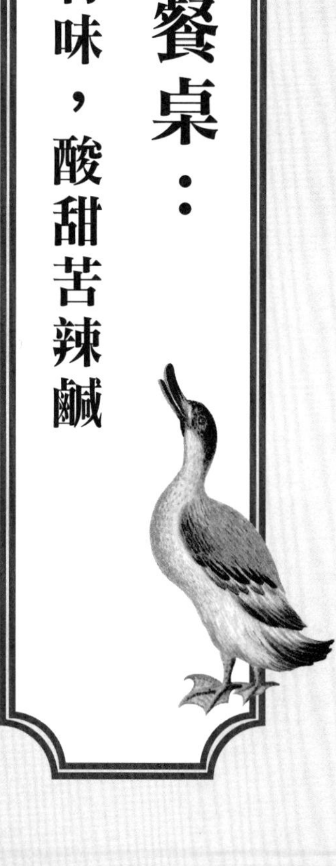

・欲罷不能的酸，在酸溜溜的食物中感受健康

・難以抗拒的甜，在甜蜜蜜的美食中享受健康

・吃「苦」也是吃補，苦盡甘來有妙方

・熱情似火辣，驅逐陰霾對健康的危害

・離不開的鹹，不鹹不淡，健康天天見

對於中國人而言，食物不僅是用來果腹的，還可用來治病養生。中醫有「藥食同源」的說法。中藥與西藥是不同的，它取自自然界中的草木、動物和礦物，以此來達到祛病除患的效果。而食物也是來自於自然界，因此它們是同源的。那些偏重於治病的，就被稱為藥物；偏重於飲食的，就被稱為食物。但還有一部分，既能治病，又能當作飲食物，即藥食兩用。但是自然界的食物何其冗雜，怎樣知道哪種食物治哪類病呢？我們的祖先是很聰明的，他們根據性味來歸類，這就形成了四氣五味。所有的食物、藥物都可以按照這個規則來劃分。這裡著重來講一講食物的味。

味包括兩方面。一是氣味，就是通過用鼻子嗅來辨認；二是滋味，是通過口舌辨識的。當初神農嘗百草時用的就是這種辨法。人有五臟，即肝、心、脾、肺、腎，與之相對應的食物，就被分為五味，即酸、苦、甘、辛、鹹。關於五味的記載，最早見於《呂氏春秋》一書，伊尹向商湯進言，即有「調和之事，必以甘酸苦辛鹹，先後多少」之說。但將五味與中醫結合起來講的，最早見於《神農本草經》，這時五味便與五臟對應起來了。其實生活中的味道不僅有這五種，有些食物，比如小麥、玉米等根本沒有什麼味道，我們稱其為淡味。還有的說酸不酸，說苦不苦，介於兩者之間，我們稱其為澀味。但由於澀味的作用與酸相似，所以常常附於酸味；而淡味作用與甘味相似，一般附於甘味。

五味與五臟是如何對應的呢？《黃帝內經》說：「五味各走其所喜，穀味酸，先走肝；穀味苦，先走心；穀味甘，先走脾；穀味辛，先走肺；穀味鹹，先走腎。」中醫稱之為「五入」。關於五味的作用，《黃帝內經・素問・藏氣法時論》將此概括為「辛散、酸收、甘緩、苦堅、鹹軟」。

先來說辛，它「能散能行」。「散」指的是發散，「行」指的是行氣、行血。比如，人吃完辣椒後會渾身冒汗，這就是它「發散」的功效。人跌倒受傷以致瘀青後，往往會用熱酒來搓受傷的部位，為的就是活血，這就是它「行」的功效了。正是因為辛的這種功效，所以多出現於解表藥、行氣藥及活血藥中。

再說酸，酸的作用是「能收能澀」，即收斂、固澀。比如生活中流感來襲時，大家會想到熬醋，用醋薰蒸屋子，這樣患感冒的機率就會減小。為什麼？就是因為酸味能固表。固表就相當於給我們的機體構築城牆，城牆築得越高，外敵就不容易進來。有些人生病後，醫生也會叮囑他不要吃酸，原因就是它能收、能斂，會把外邪關在身體裡面。由於它能收，所以臨床上還多用它來治療胃腸疾病，或是遺精、滑精等症。

甘味是生活中我們吃得最多的味道了。比如饅頭、大餅、米飯、包子，都屬甘味。它的功效就是「能補、能和、能緩」，即補益、和中和緩急止痛。平時看病醫生最關心的是病人的飲食，如果病人吃飯了，醫生就會鬆一口氣。因為我們吃的絕大多數食物都是甘味的，所以吃飯能培補病人的元氣。其他的補藥，像人參、燕窩等也是甘味的。再說緩急止痛，很多人胃痛時最常用的辦法就是喝杯紅糖水暖暖胃，這就是利用了甘味能緩急止痛的作用。

苦能瀉火，這是眾所周知的。人們一上火就會想到要吃苦瓜，喝苦丁茶。這是它能「瀉火」的功效。我們常說水火不容，火少了，水也就保住了，這就是「堅陰」。所以中醫在治療熱證、火證時經常會用到苦味藥。

鹹味也是吃得較多的味道了。「人不可一日無鹽」，為什麼？就在於它是入腎經的。而腎又是人體的根本，我們每天吃點鹹，就是給腎增添動力。它「能下、能軟」，即瀉下通便、軟堅散結。比如便祕了，用點大黃很快就能泄下來。乳腺增生了多吃點牡蠣，也有助於腫塊的消失，原因就在於此。

雖然說五味對臟腑有補益作用，但如果吃得太過了，反而會對相應的臟腑產生危害，所以中醫又有「五禁」之說，即「肝病禁辛，心病禁鹹，脾病禁酸，腎病禁甘，肺病禁苦」。辛味走的是肺，肺金可剋肝木。如果肝臟本來就虛，你還一個勁兒吃辣的東西，那麼只會使虛者更虛。同樣，鹹入腎，腎水剋心火，心臟有病了，就不能過量進食鹹味的東西，使心氣更弱。所以說，我們在進食時一定要掌握一個「度」，在「度」之內是養生，過度就是找病了！

欲罷不能的酸，在酸溜溜的食物中感受健康

廣義的酸其實包含兩種味道，一種是澀，一種是狹義的酸。兩者作用相近，都有收斂、固澀的功效，所以歸為一類。酸入肝經，但這個「入」卻是有學問的。肝是分肝陰和肝陽的，而酸補的是肝陰。陰陽有此消彼長的關係，陰多了陽自然就會少。所以如果你想生肝陽的話，就不要吃太多的酸味食物。另外，體內有邪時也不要吃酸，以免把邪氣封在裡面。

酸味入肝，滋肝陰，養肝血

按照中醫五味入五臟的理論，酸是入肝經的。但這一個「入」字裡面，又有許多

學問可做。中醫認為，肝也是分肝陰和肝陽的。而酸補的是肝陰。陰陽有此消彼長的關係，肝陰不足，那麼肝陽勢必會過盛，所以補肝陰的同時也是在瀉肝陽。這就表現為「收」。為什麼春天的飲食原則是「省酸增甘」呢？就是因為此時大自然的陽氣是升發的，人體順應自然，肝陽自然也該升發。此時你若過度吃酸味的食物，就成了斂陽了。那該吃什麼呢？吃綠色蔬菜。青色入肝經，所以吃綠色蔬菜有助於肝陽的升發。比如韭菜，升發肝陽的效果就很好。

中國有句古話，叫「酸兒辣女」，也就是說懷孕時如果愛吃酸，就可能會生個男孩，如果愛吃辣，就可能會生個女孩。但現實生活中，愛吃酸的孕婦也有很多生女孩兒的，所以此說並不可信。但是很多孕婦懷孕後飲食口味會發生變化卻是不爭的事實。為什麼呢？就拿吃酸來講，大家知道懷孕是件很耗氣血的事，因為胎兒就是依靠母體的氣血來滋養的，這樣孕婦就容易出現一個情況——肝血不足。肝血不足，人就會想辦法補肝血，而酸就是入肝經的，所以孕婦就會表現為愛吃酸。所以說「吃酸」與胎兒性別關係不大，但與人體臟腑的關係卻是很大的。

其實食物有七種不同的滋味，除了五味外，還有淡味和澀味。只是淡味一般附於甘，澀一般附於酸，習慣上仍稱為五味。也就是說，酸是包含了兩種味道的，一種是酸，一種是澀。

那麼兩者又有什麼區別呢？關於這一點，清代醫家楊時泰論述得非常詳細：「夫酸者陰中之陽。未能大暢以達其陰也。澀者陽中之陰。未能大暢以和其陽也。」什麼是「陰中之陽」，什麼又是「陽中之陰」呢？拿水果來舉例。大家知道，一些水果是先酸後甜的，比如蘋果。蘋果春天開花，夏季成長，秋天成熟。春天陽氣剛剛升發，就像太極圖陽魚的魚尾，此時陰是大於陽的，所以陽「未能大暢以達其陰」，這時的蘋果就是酸的。我們常說「酸得流口水」，就是因為它陰氣重，陰盛津液就會足。等到了夏末秋初，陽氣與陰氣達到平衡了，這時你再去嘗蘋果，它就是甜的了。甘為土味，這是陰陽平衡的一個表現。而柿子是先澀後甜的。柿子的生長期絕大多數在夏天，此時陽氣旺於陰氣，到了初秋陽氣漸衰，陰氣漸盛，但仍「未能大暢以和其陽也」，所以它表現為澀。這時你咬一口柿子，舌頭都會轉不動，就是因為它的陰氣不足，津液就少，舌頭就發澀。到了深秋，柿子的陰氣與陽氣相平，這時候才變甜了。

火大多吃酸，吃掉你的「火氣」

一說到酸味食物，許多人的第一反應就是醋。其實除了醋外，酸味食物有很多，比如山楂、番茄、奇異果、葡萄、石榴等。而口感上嘗不出酸味的，一般都不屬酸味食物。

什麼時候吃酸味食物好呢？肝火大的時候，比如嘴上起泡了、臉上起痘了等，肝火大就是陰不制陽，也就是水少了，火多了。為了讓火滅下去，就得加水，而酸是補肝陰的，這樣就能使陰陽平衡。所以上火時吃點葡萄、山楂、酸橙之類的食物，是有好處的。

許多人一到秋天就會出現口乾舌燥、咽喉腫痛、皮膚脫皮等現象，中醫認為這是由於「金亢陰虛」。秋氣通於肺，肺金過於亢盛就會克制肝木。酸味食物有收斂的作用，多吃酸性食物一是可以收斂肺氣，二則可以滋補肝血，從而達到養陰的效果，克服秋燥症狀。

酸味雖美，脾虛者當忌

脾胃不好的人不宜多吃酸味食物。因為酸入肝，過食酸味食物會使肝氣更盛，而肝木又是克脾土的，這樣就會使弱者愈弱。所以平時有消化不良、大便溏稀、說話聲音低微等脾虛症狀的人要少食酸。如果患有胃潰瘍、胃酸過多也不宜吃，否則可能會加重病情。

咳嗽有痰或有腹瀉、排尿不暢等症狀的人也不宜食酸，因為酸有收斂的作用，不利於病邪的排出。血糖較高、有消化性潰瘍或是胃酸過多者也不宜食酸。處於經期的婦女過於食酸，可能會因為酸的收斂作用而導致痛經。

服用解表發汗類藥物時也不宜食醋。因為酸有收斂之性，如果與複方銀翹片等解表藥物同時服用，會使人體汗孔收縮，不利於病邪的排出。另外，還會破壞中藥中的生物鹼等有效成分，所以感冒時也不宜吃酸的。

酸味吃法多，教你如何吃酸葡萄

酸的第一種吃法就是用來調味，比如醋。醋有很多種，比如米醋、香醋、陳醋、酒醋、白醋等。先來說陳醋，陳醋是由高粱釀造而成的，其色澤黑紫，口感綿、酸、甜，其中以山西的老陳醋最為有名。從口感上來說，陳醋最酸，所以常用在需要突出酸味的菜餚中，比如老醋花生米、老醋蜇頭等。

香醋是以糯米為原料製成的，與陳醋相比，它的顏色更淺，為紅褐色，其特點是「酸而不澀、香而微甜」。它怕熱，熱時裡面的香味就破壞了，所以往往用在涼拌菜中，蘸餃子時用的也是香醋。

米醋也是用途最廣的一種醋。它是用粳米釀造的，冷熱菜都能用到它，像醋溜白菜、糖醋里脊、酸辣湯等，用的都是米醋。

另外市場上還有許多保健醋、果醋，不僅味道可口，營養相對來說也更豐富了，大家可以根據口味適當選擇。

酸味也常見於水果中，如楊梅、梨、葡萄、石榴、番茄、檸檬等。以最常見的葡萄為例，葡萄有紅皮的、白皮的、綠皮的、黑皮的和紫皮的。其中紅皮的葡萄偏重於養心，所以心血管病人可以多吃一些；白葡萄偏於補肺，患有咳嗽、哮喘等呼吸疾病的人可以多吃；綠葡萄清熱解毒的功效較好，上火了可以多吃些；黑葡萄能養腎，對養護頭髮有好處。有美容效果的則是紫色的葡萄了。

現在有人提倡「吃葡萄不吐葡萄皮」，這種觀念有一定的科學性，但葡萄皮味道不好，讓人難以下嚥。這裡教你一個辦法，既能充分吸收葡萄的營養，又不至於讓嘴巴受委屈。取一瓶白酒，不用太名貴，一般的就好。將葡萄洗淨，把上面的皮撕下來，放在酒裡面，然後再把葡萄籽敲碎，一起扔進瓶中，這樣泡上二週，等到皮的顏色變淡，酒的顏色變深，就能喝了。這樣葡萄裡的營養就都跑不了了。

酸還有一種吃法，就是製藥。中藥中有一種炮製方法，叫「醋製」，顧名思義，就是將醋與各種藥物共製。醋製一般有三種方法：一是先將藥材與醋拌勻然後再炒，另一種是將藥炒好之後再噴上醋，還有一種是火煉醋淬法。為什麼要加醋來煉藥呢？因為醋味酸，為肝所喜，所以可以引藥入肝。如元胡的功效是活血散瘀、理氣止痛，經醋製後就更適合於肝臟疾病了。另外，醋能除腥臭味，從而降低藥物的毒性。像大戟、芫花等大都苦寒有毒，用後副作用較大，但經過醋製之後，藥性就緩和多了，噁心、嘔吐等不適反應也會大大降低。

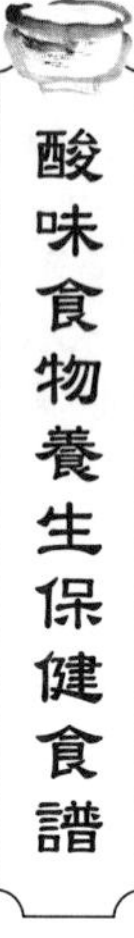

山楂粥，孩子的「健胃消食片」

去藥店買一些炒製好的山楂，每次取十至十五克，加溫水浸泡一會兒，然後連同清水一起放入鍋內煎，等到汁液剩下約一百五十毫升時，再加上四百毫升水、五十克粳米一起煮粥。等到粥熟後再加入適量白砂糖調味就可以了。

這個方子出自《粥譜》。山楂本身就有消食的功效，《本草綱目》認為「山楂化飲食，消肉積，癥瘕，痰飲，痞滿吞酸，滯血痛脹」，粳米則「得天地中和之氣，和胃補中」。山楂消食，再加上粳米和胃，兩者一搭配，消食積的功效就更突出了。像平常不愛吃飯、消化不好的小孩子，或是上了年紀、消化功能衰退的老年人都可以常食此粥。

五汁飲，滋陰潤燥第一功

取雪梨一百克、荸薺五十克、鮮蘆根二十克、麥門冬十克、藕五十克。先將梨切成塊，藕切成條，荸薺去皮切碎。將麥門冬放入鍋中，加水煎十五分鐘。同時將梨、藕、荸薺一起放入榨汁機中榨出汁。然後將煎汁與榨好的汁倒在一起，這道五汁飲就做好了。五汁飲出自清代醫家吳瑭的《溫病條辨》，它最主要的功效就是治溫病，比如熱灼津傷而導致的口渴、嗓子痛、口舌生瘡、胃脘痞滿、口苦、唇乾舌燥等上火症狀，喝下去立刻見效。

特別是秋天氣候乾燥、易上火，這時自備點五汁飲，每天早、中、晚各一次，每次一杯，秋燥就不會來煩你了。喜歡喝涼的話，可以放在冰箱裡冰鎮一下；喜歡喝溫的，那就加熱一下。因為這五味藥材都是寒性的，所以脾胃虛寒的人（比如一吃涼東西就不舒服、拉肚子）就不適宜服用了。

難以抗拒的甜，在甜蜜蜜的美食中享受健康

「甘味」應該是五味中最受歡迎的味道了。「甘味」也包括兩部分，即甜味和淡味。甘味能補脾，除此之外還有緩急止痛和解毒的功效。人們胃痛時往往會喝杯紅糖水暖暖胃，就是利用了它緩急止痛的功效。生活中有人中毒了喝點綠豆湯就能好起來，則是利用它解毒的功效了。

甘味入脾，補益和中以養脾胃

一說到「甘」，許多人可能就會與「甜」聯繫起來。其實中醫中的「甘」包含了兩種味道，即甜味和淡味。什麼是淡味？比如吃大米、小米、白麵饅頭時，都沒有很

特別的味道，這些就是「淡味」。中醫將淡味也歸入甘。「甘」在甲骨文中寫作[illegible]，我們看這個字的形狀，外面是個「口」，裡面一橫代表食物。《說文解字》對甘字的解釋是：「甘，美也。從口含一。」一人嘴裡吃著東西，感覺肯定是美滋滋的，所以「甘」便代表著美味。如泉水清冽必是「甘泉」，酒香綿長必是「甘醇」，就連久旱下的雨也一定是「甘霖」。

甘在五行中屬土，所以凡是土裡生的食物味道基本上都是甘的，比如小麥、甘薯、玉米、山藥，以及中藥中的人參、枸杞、羅漢果等。

甘有什麼功效呢？大家都知道甘味補脾。脾在五行中屬土，甘也屬土，這就是「同氣相求」。但這「補」也是有學問的。因為「甘味」還有「甘溫」和「甘涼」之分。就脾胃而言，「脾為陰土，喜燥而惡濕」，所以用藥時應用「甘溫」之品以助其升陽。如李東垣就在《脾胃論》中提出「甘溫以補其中而升其陽」，比如「補中益氣湯」、「四君子湯」等健脾之藥用的都是甘溫之品。而「胃為陽土」，「喜潤而惡燥」，所以用藥時應用「甘涼」之品以助其降，這樣胃氣才不會上逆。如果胃氣上逆會出現什麼症狀呢？最常見的就是打嗝。治療上就得讓氣下來，胃氣是以降為順的。這時就得用「甘涼」之藥了，比如「增液湯」、「益胃湯」、「沙參麥冬湯」，主要就是以甘涼藥為主的。

甘味的第二個功效就是緩急止疼，就是一步步的緩解筋脈拘急的症狀，從而達到止痛的效果。比如人在胃寒肚子痛時，或者女性朋友痛經時，喝一些紅糖水就會感覺好些，就是這個原因。有很多中成藥都是用蜜煉製的，就是把蜜煉好後再按一定比例和上藥粉，搓成丸。為什麼加的是蜜而不是其他材料呢？首先它可以緩藥性。蜂蜜是黏的，製成丸劑後，它就會緩慢分解，這樣煉出來的藥就藥性而言比較溫和，藥效也較持久。這也就是古人所說的「丸者緩也」。再者蜜是甜的，可以遮掩苦味。甘又入脾，許多藥經過這麼一道程序之後，補脾胃的效果就加強了。煉蜜時一定要注意火候，中醫對此有專門的術語，叫「滴水成珠」；也就是說，把煉好的蜜滴入冷水中，它能凝成一個「珠」，這就算煉好了。這樣做的目的，就是為了將蜂蜜中多餘的水分去掉，以利保存。

甘味的第三個功效，就是解毒了。在所有的中藥中，有一味藥的使用頻率特別高，就是甘草。為什麼呢？就是因為它可以「調和諸藥」。《本草綱目》稱它能「協合群品，有元老之功……贊帝力而人不知，斂神功而已不與，可謂藥中之良相也」。所以醫家在用到藥性較烈的藥物時，往往會在方子的最後加上一味甘草，這樣可減少藥物的偏性與毒性，從而更加安全。還有，人們在中暑或是食物中毒之後喝些綠豆湯就會好起來，就是因為綠豆湯也是甘味的，具有解毒之功。

正氣虛弱及肌肉鬆弛者，不妨多吃甘

什麼樣的人適合多吃甘味食物呢？

脾是主肌肉的，脾氣不足時就會出現肌肉鬆弛。對內表現為臟器下垂，比如胃下垂、子宮下垂、脫肛；對外表現為肌肉下垂，比如乳房下垂、眼瞼下垂等。這時適當食用甘味食物，可起到補脾的效果。但微甜即可，不可過甜，不然會導致體內濕熱。大米、饅頭、小米、山藥等是最好的選擇。

甘味藥多用於治療正氣虛弱、身體諸痛及中毒解救等方面。比如人參培補正氣的效果非常好，它就是甘味的。米湯，特別是小米的湯，也能治羸弱、補正氣，所以經常作為產婦的飲食。還有雞湯也是很養生的，家裡有病人，家人往往會給他熬上一鍋雞湯補身，雞肉也是甘味的。

前面講過，甘味的特點就是能緩、能補、能和。《難經・十四難》中說：「損其肝者，緩其中。」所以對於肝臟不好的人來說，一定要注意補脾、健脾。從五行的角度分析，脾為土，肝為木，土可生木，故土為木之母。土地肥沃時，那麼這片土地上的樹木也必然茂盛，中醫稱之為「補土榮木」。所以許多肝病患者都是「從脾論治」的。

患上糖尿病，多吃甜食是負擔

甘味食物也不是人人都適合的。中醫認為糖尿病的成因是「肥貴人，膏粱之疾也」。穀物肉食多是甘味的，這樣就會使脾土太強，肝木不能克脾土，反而被其所侮，因此而致病。現在糖尿病都定位在虛損性疾病，而它的病位就定在肝上。如果你還吃甜的東西，就會使強者愈強，弱者愈弱，人體更加失衡。中醫在用藥時，往往會加入一些酸味藥，補肝的，把它糾正過來。

《黃帝內經》有「甘者令人中滿」之說。清代醫家張琦對此的解釋是：「食甘則中氣緩而善滿，故中滿。」雖說甘可入脾，但過食甘味則可傷脾。特別有些人一吃完飯後就會感到肚子脹，這樣的人就更不能多吃甘了，否則可能會使病情加重。

有些人嘴裡總感覺甜甜的，哪怕喝白開水都覺得有甜味，這是脾濕蘊熱的表現。由於甘味品性柔緩而不散，所以如果再吃甘味食物，就會使人體滋生濕氣，使腹部產生脹氣感。《黃經內經》稱「脾濕蘊熱」為「脾癉」，治療時應該用藿香、佩蘭等芳香化濕的藥物把濕氣除掉。

吃甜有講究，白糖紅糖大不同

「民以食為天」，一日三餐是必不可少的。像我們平時吃的大米、小麥、薏米、玉米、高粱等都屬甘味食物。現在有些年輕的女孩子為了減肥，不吃主食只吃菜，這樣對身體是很不好的。因為你傷到脾了，脾虛體內濕氣就會大，表現為愛吐痰、身體出現水腫、虛胖等，所以有些人往往是越減越胖，原因就在這裡。

中國人有一個很好的習慣，就是早餐時吃碗豆腐腦，或者喝碗豆漿，或者小米粥加鹹菜，都吃得有滋有味。其實這是一種很健康的飲食習慣，豆腐腦、豆漿、小米都是甘味的，正好補脾。脾又為氣血生化之源，所以早餐吃好了，人就特別有精神。

下面再說糖，糖的種類也有很多，像紅糖、白糖和冰糖。別看都屬於糖，它們的功效卻是不同的。用處最多的應該是紅糖了，比如產婦坐月子、女性痛經或一般的胃痛，都會喝一杯紅糖水，情況就會好很多，但如果喝白糖水就不管用了。為什麼呢？因為紅糖性溫。所有的糖都是從甘蔗裡面提煉出來的，紅糖就是蔗糖的初級產品，所以從性狀上來說，它與甘蔗最為接近。甘蔗長在熱帶或是亞熱帶，東北地區是絕對不會產甘蔗的，因為它是熱性的。而紅糖也有這樣的性質，能健脾暖胃，祛風散寒。

白糖是在紅糖的基礎上加工出來的，它把紅糖的熱性給去掉了，成為平性的了。它除了健脾外還入肺經，有潤肺生津的功效。《本草綱目》對白糖的描述為：「凝結作餅塊如石者為石蜜，輕白如霜者為糖霜，堅白如冰者為冰糖，皆一物而有精粗之異也。」冰糖比白糖還多了一樣功效，就是滋陰，像秋季乾燥時可以拿冰糖熬水喝。

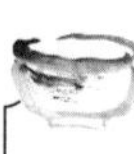

甘味食物養生保健食譜

大棗粥，產後婦女補氣血的最佳飲食

女性生育過程中會耗費大量的氣血，因此產後極易導致氣血虧虛。這時可取大棗

十至十五枚，粳米（或糯米）一百克加適量清水煮粥，粥熟後加冰糖調味，每天早晚溫熱服食。此粥出自《聖濟總錄》，別看此粥簡單，補氣血的功效卻是很強的。不僅是產後的婦女，因脾胃虛弱而導致貧血的老年人或是兒童也可常服。但是痰濕較重及肥胖的人就不適合服用了。

玉靈膏，心悸多汗、失眠煩躁人士的藥膳佳品

清代醫家王孟英在《隨息居飲食譜》中記載了一個方子，叫玉靈膏。具體怎麼做呢？取龍眼肉五十克，西洋參五克，白糖五克。先將西洋參切成片，然後和龍眼肉、白糖一起放入瓷碗內，上面蒙上紗布，每日做飯時上鍋蒸，蒸上一百次，做成膏狀，就成玉靈膏了。這個方子可大補氣血，像氣陰兩虛導致的心悸多汗、氣短乏力，以及心脾兩虛導致的失眠多夢、心煩不安等，用此方有很好的治療效果。只是此方在製作的過程中太過繁瑣，在這裡給它做了個小小的改進：將切成片的西洋參和龍眼肉、白糖一同放在瓷碗內，加點水，上鍋大火蒸，蒸到龍眼肉微爛就行了。每天拿湯匙舀著吃，早晚各一次。

王孟英認為，「龍眼補心氣定志安神，益脾陰滋營充液，果中神品，老弱宜

之」。龍眼是甜的，所以它入脾經，因此滋補氣血的效果很好。但它微熱，所以再加入一點西洋參。西洋參是涼性的，正好將龍眼的熱制住。一般龍眼和西洋參的比例是十比一，也就是十份龍眼配一份西洋參就行了。如果你嫌蒸太麻煩的話，也可以取幾粒龍眼、幾片西洋參熬粥喝，效果也不錯。

吃「苦」也是吃補，苦盡甘來有妙方

「苦味」是五味中最不討人喜歡的了，但沒了它還真不行。苦入心，既能瀉、能燥，還能堅陰。上火了喝杯苦丁茶，這是利用了它瀉火的功效；火熱去了，陰液就能保住，這就是「堅陰」。苦還能「燥濕」，這就相當於你架起柴火加熱鍋裡的水一樣，如果火太旺，鍋就燒乾了，所以用苦寒之藥燥濕時一定得掌握好量。

苦味入心，泄降心頭之火以除煩躁

雖說「良藥苦口」，但五味中，苦味還是最不討人喜歡的。北方人愛吃鹹，南方人愛吃甜，山西人愛吃酸，川黔人愛吃辣，還沒聽說過哪裡人愛吃苦的。一提「吃苦」這兩個字兒，旁人就避之唯恐不急了。

《說文解字》對苦的解釋是：「大苦，苓也。從艸古聲。」苓是一種苦菜，《詩經・采苓》就有「采苦采苦，首陽之下」的句子。現在，「苦」更成為不受歡迎的代名詞，像劣質的酒必定是「苦酒」，未成熟的果子必是「苦澀」，不好辦的事一定是「苦差」，不愉快的旅行必是「苦旅」等。

雖說沒有人願意「吃苦」，但有時候少了「苦」還是不行的，人們不是常說「良藥苦口利於病」嗎？少了苦，人就會生病。為什麼這麼講呢？因為生活中酸、甜、辣、鹹這四種味道人們幾乎每天都在攝入。比如你每天吃點葡萄、橘子，這就是酸；吃些甜點做零食，這就是甜；蔥、薑、蒜這屬於辣；做菜時放點鹽，這就是鹹了。只是苦味吃得很少。五味入五臟，其他臟腑都有東西吃，只有心成天「餓著」，就會導致臟腑的失衡，慢慢地，疾病就會來了。為什麼絕大多數藥物都是苦的，就是身體在糾偏。平時多吃點苦味食物，那麼生病的機率就會少一些。平時不主動去吃，身體就會強制你吃，這下就成了「吃藥」了。所以說，平時適量吃點苦味食物，對身體是有好處的。

苦味主要有三個作用：能瀉、能燥、能堅陰。我們先來說能瀉。瀉的作用很廣，有用通大便的方法來清除裡熱的，這叫通瀉。比如便祕時用大黃，很快就能排便，這就是通瀉。還有一種瀉叫降瀉，比如肺氣上逆會導致咳嗽，這時可以用杏仁把氣給降下來，這也是一種瀉法。還有一種叫清瀉，比如上火了，喝點蓮子就能清熱瀉火。

再說能燥，「燥」旁邊有個「火」，所以燥濕就像用火燒水一樣，慢慢把水分蒸乾。比如體內濕氣重了，出現大便溏泄、水腫等，用黃連等苦寒燥濕的藥就能祛濕。但如果黃連用多了，可能會出現大便乾燥、排不出來。因為你燒得太過了，把水給燒乾了。所以用苦寒燥濕藥時一定要注意用量，不要傷到陰液。

那麼什麼是「堅陰」呢？我們上面說了，苦能瀉火，火熱去了，陰液就能保住，這就是「堅陰」。堅陰是瀉火的結果，而不是說苦味能補陰液。

心火大、心氣虛，吃苦可補心氣

心火大的人，往往會出現口舌生瘡、紅腫疼痛等症狀。因為心是開竅於舌的，所以心火大的話，口舌就會遭殃。這時可以吃點苦味食物，因為它既能瀉心火，又能養心陰，所以平時愛上火的人可以吃點苦味食物，如苦丁茶、蓮子心、苦瓜等，這樣就能把心火給降下來。但不要多吃，火氣消了就停下來。因為苦味寒涼，如果你吃得太多，就會把脾胃給傷了。現在有些女孩子迷信「吃苦減肥」，整天抱著苦瓜吃，都把脾胃給吃傷了。脾胃傷了，水濕運化不出去，積聚在體內也會形成肥肉。所以對於「吃苦減肥」不能過度迷信。

心氣虛則心中空虛，惕惕而動，這樣的人往往會出現心悸的毛病，老是感覺氣短，氣好像總不夠用；汗為心之液，心氣虛就不能斂汗，所以平時愛出虛汗。如果你放任心氣虛下去，那就會進一步導致心陽虛，人就會悲觀厭世。為什麼有些人老想自殺，就是因為他的心陽虛到極點了，一切在他眼裡都變得特別淒涼。所以心氣虛了就得補，有這種症狀的人可以多吃點苦味的食物，因為苦味入心，它是往心經上走的，有補心氣的效果。

「一老一小」及經期婦女，千萬別「苦」自己

現在一些女性朋友為了減肥或是祛火經常吃苦瓜，但如果到了經期就不要吃了。因為苦味食物多數為寒性或涼性，經期如果食用的話，可能會使經脈凝澀、血行受

阻，這樣就容易導致痛經、閉經。所以無論是苦瓜、苦丁茶，經期都得停下來。就算非經期也不能大量吃，以免導致脾胃不適。

老年人或是小孩子有一個特點，就是脾胃虛弱，吃的東西很少，吃了也不容易消化。這時你再吃苦味食物，更會「雪上加霜」了。因為苦味食物多寒涼，所以很容易損傷脾陽，消化能力只會越來越差。另外，像平常一吃點涼東西就肚子疼，大便不成形，總愛手腳冰涼的人也不宜吃苦。

吃苦也要講方法，細說野菜、苦瓜和綠茶

西方人喜歡喝咖啡，中國人喜歡喝茶。茶文化也是中華文化中不可或缺的一部分。茶多味苦，《本草綱目》就認為「茶體輕浮，採摘之時，芽孽初萌，正得春升之氣。味雖苦而氣則薄，乃陰中之陽，可升可降」。許多人都知道茶能提神，睏倦時喝點茶很快就會有精神了，原因就在於它是入心經的，心氣足了，那麼人自然而然就會精神。經常喝茶的人多能長壽，像「茶聖」陸羽活了七十二歲，「不可一日無茶」的乾隆皇帝活了八十八歲，原因也在於此。所以平時多喝點茶，對身體是很好的。除了

茶，咖啡也是很好的選擇。我們常說「苦咖啡」，它的「苦」也是眾所周知的了，所以偶爾喝點咖啡，對身體也有好處。

生活中有些蔬菜是苦味的，比如苦瓜、苦菜，還有一些野菜等。就拿苦瓜來說，《滇南本草》認為，苦瓜「入心、脾、胃三經」，「瀉六經實火，清暑，益氣，止渴」。大家平時看到的苦瓜都是青色的，這樣的苦瓜清熱的效果最好。比如你上火了，吃點苦瓜就能收到降火的功效。怎麼吃呢？涼拌。這樣吃，苦瓜的營養成分不會被破壞，降火的功效是最好的。但是由於苦瓜本身就是寒性的，再加上涼拌，是「寒上加寒」，所以寒性體質的人就不適合吃了。《隨息居飲食譜》就有「中寒者（寒底）勿食」的說法。完全成熟後的苦瓜是赤色的，與未熟時比，這時的苦味減了很多，寒性也沒那麼大了，所以滋養的作用更加明顯。

另外，現在人們追求純天然的，所以野菜也漸漸重返人們的餐桌。野菜大多味苦，比如苜蓿和苔菜。吃苦瓜時最好生著吃，吃野菜最好炒著吃。因為有些野菜本身有一定的毒性，而在烹炒的過程中，就可以將這些毒性去掉，吃起來也更加安全。

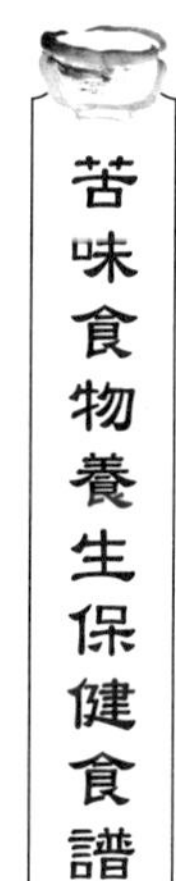

苦竹葉粥，清肝明目的佳品

取苦竹葉十二克，生石膏三十克，粳米一百克，白糖適量。將苦竹葉、石膏放入鍋中，加適量清水煎煮，去渣取汁。然後將米洗淨，放入煎取的汁液內一起煮粥，粥將熟時調入適量白糖，分成兩次食用。

此方出自《聖濟總錄》。苦竹葉是採竹枝的嫩葉，曬乾後製成的，清火的功效很好，中醫一直將其當作清熱藥來用。《名醫別錄》認為它可以「療口瘡，目痛，明目，利九竅」。石膏有生熟之分，熟石膏是生石膏經煆製而得來的，一般做外用。像骨折打的石膏用的就是熟石膏。而生石膏則有清熱瀉火、除煩止渴的功效，多做內服。苦竹葉與生石膏合用，祛火效果更好。平時因肝胃火熾而導致的目赤腫痛、視物不清，以及便祕、口乾等，用此粥都有很好的效果。

銀蒲飲，治療疔瘡腫毒的良方

取蒲公英三十克，忍冬藤八十克，白酒適量。將蒲公英、忍冬藤洗淨，加水煎，待水開後再煎十五分鐘，然後去渣取汁。再往鍋裡注入水，水開後再煎二十分鐘，去渣取汁。然後將兩次的煎汁合在一起，兌入適量的白酒中。每次飯前服上一杯。

蒲公英大家都見過，只是一般人只知它可用來觀賞，不知它還是一味難得的中藥。中醫認為，蒲公英味苦、甘，性寒，有清熱解毒、消癰散結的功效。古人經常用它來治療奶瘡，也就是「乳癰」（急性乳腺炎）。《本草正義》就說：「蒲公英，其性清涼，治一切疔瘡、癰瘍、紅腫熱毒諸證，可服可敷，頗有應驗，而治乳癰乳癤，紅腫堅塊，尤為效捷。鮮者搗汁溫服，乾者煎服，一味亦可治之，而煎藥方中必不可缺此。」可見，蒲公英在治療疔瘡方面是有奇效的。新鮮的蒲公英多搗汁用，乾的則用來煎服。忍冬藤也有消腫、散毒的效果。據《外科精要》記載，「忍冬酒治癰疽發背，初發便當服此，其效甚奇，勝於紅內消」。所以對於疔瘡腫痛，銀蒲飲有很好的治療效果。梅毒初期患者服用，有清邪毒的效果。

熱情似火辣，驅逐陰霾對健康的危害

「辣味」應該是現在最流行的味道了，從遍地開花的川菜館就可得知它受歡迎的程度。辣能「散」、能「行」。吃辣椒通常會辣得滿頭大汗，就是利用它「發散」的功效；跌打損傷、腿上有瘀青了，用點熱酒搓搓就能好，則是利用它「行血、活血」的功效。

辛味入肺，發散解表助肺氣宣發

中國的八大菜系中，現在最流行的要數川菜了。那麻辣辣的味道，讓許多人在汗流浹背的同時大呼過癮。「辣」是川菜的特點，也是五味中最具特色的一味。

為什麼說它最具特色呢？我們來看「辣」字的寫法，左邊是「辛」，右邊是「柬」。《說文解字》對其的解釋是「辣，辛味，從辛，刺省聲」。「辛」甲骨文寫作𢆉，從外形上看，它像古代的刀具。清代文字學家段玉裁對其的注解是：「辛，大罪也。罪人之象。」可見，在這裡，辛已引申為「罪責」、「有罪」的意思。所以，凡是以「辛」為偏旁的字，大多都與犯罪、刑罰、殺頭有關。比如「辭」，表示犯人的供詞；「辯」，表示兩個犯人在公堂上互相辯論。後來，人們便將這種刑罰加身的痛苦感覺訴諸味覺，用來代指刺激性強烈的東西，這就是「辣」了。像人們吃完辣椒後，嘴裡總有種火燒火燎的灼痛感，與此意正好相合。確切地說，辣只是一種刺激感，並不是一種味道，這就是它的「特色」，是它與其他四味不同的地方。而「辛」與「辣」也經常連在一起，稱為「辛辣」。

不過「辛」與「辣」還是有區別的。「辛」的刺激性稍微低一些，而比「辛」更「辛」的，就是「辣」了。一說到「辣」，人們首先想到的就是辣椒，它的味道非常強烈。後來人們在形容猛烈、兇狠時，也經常用到「辣」字，比如「毒辣」、「熱辣」、「心狠手辣」等。

中醫認為，辣味是入肺經的，所以它很容易被肺所吸收。像有些人一吃辣的東西，臉上就會長小痘痘，就是因為肺受到了傷害。臟腑雖然不會說話，但它會通過特有的方式來表達「不滿」，讓你少吃些辣。

辣味有什麼作用呢？《黃帝內經》有「氣味辛甘發散為陽，酸苦湧泄為陰」的說法，也就是說，辛味有發散的作用。像我們吃完辣椒、生薑、大蒜之後通常都會大汗淋漓，就是這個原因。所以中醫經常用做「解表藥」。「表」就是人體的肌表，我們的皮膚就像一層天然的屏障，有著抵禦外邪的作用。當這層屏障不結實的時候，外邪就會趁機侵入我們的人體。「解表」就是使毛孔張開，使汗排出，它的目的就是通過排汗驅逐外邪，有點「開閘瀉水」的意思。所以解表法又稱「汗法」。像我們受寒或淋雨感冒時往往會喝點薑湯，再蓋上被子發汗，用的就是解表法。與「解表」相對的還有「固表」，簡單說，固表就相當於加固城牆，讓外邪進不來。表固了後，就不會那麼容易生病了。比如中醫有一個名方叫玉屏風散，它起的就是固表的作用。固表用的就是酸味藥。

辛味不僅能「散」，還能「行」，這裡的「行」指的是行氣、行血。清代醫家葉天士就認為「絡以辛為治」，也就是說辛味能夠通絡。通絡首選辛味，這是絡病理論的核心內容之一。像紅花、川芎等藥都是辛味的。再常見些的，比如說酒，酒是辣的。

而中醫裡有許多是以酒來做藥引子的，比如中醫有個著名的方劑，叫「通竅活血湯」，就是將川芎、桃仁、紅花、老蔥、鮮薑等藥用黃酒來煎煮，為的就是取酒溫通生陽的作用，來疏通經絡，使瘀血消散。還有很多藥材多有酒來泡製，製成藥酒，為的也是借助它疏通經絡的作用。

濕氣重、氣血瘀，辣辣更健康

我們前面說了，辛有發散的功效，可以通過發汗而排出外邪。濕邪也可以通過這個辦法排出體外。為什麼喜歡吃辣的多集中在川蜀地區，就是因為那裡濕氣重。人體是有調節功能的，為了祛除體內的濕氣，就會刻意進食一些辛味的食物。所以，如果你體內也有濕氣，也可以多吃些辣。怎麼才能斷定自己濕氣是否重呢？中醫有個詞，叫「頭重如裹」，就是說頭就像被布勒緊一樣，讓人打不起精神，這就是濕氣重的一個表現。濕氣重也會從大便上顯示出來。如果大便總是不成形，老愛粘在馬桶上沖不下去，也是體內濕氣重的一個表現。這時就該用點健脾祛濕的藥物，從飲食上再多吃點辣，就會好起來了。

偶爾淋雨、受寒都會導致風寒入體，最明顯的表現就是發熱、流清涕、頭痛，也就是俗稱的風寒感冒。這時可以喝點薑湯、蔥白湯，發發汗，讓寒邪順著汗排出來就好了。

還有就是夏天吹空調吹得頭痛，或是老流鼻涕。一般人在這時會服用藿香正氣水。藿香正氣水的君藥是藿香。藿香正氣水有什麼滋味？是不是辣辣的？藿香就是味辛的，辣就能解表發汗，把寒邪給驅趕出去。夏天可以多吃點辣，孫思邈在《備急千金要方》中就說：「夏七十二日，省苦增辛，以養肺氣。」因為夏天心氣旺，心為火，火剋金，吃點辣就是在補肺氣，這就是從五行的角度來講了。

有些女性經常會有痛經的症狀，痛經其實就是氣血瘀滯導致的。這時吃點元胡止痛片就管用。為什麼呢？元胡也叫延胡索、玄胡，《本草綱目》認為它有「活血利氣，止痛，通小便」的功效。元胡就是味辛的，所以可以通瘀血。另外還有益母草，也是治療痛經常用的藥物，也是因為它味辛，有活血調經的作用。還有跌打損傷經常用藥酒來治療，也是這個原因。

火氣旺、有孕在身，請與辣椒保持距離

陰虛火旺也就是我們俗稱的虛火，這種人也有上火的症狀，比如說口乾舌燥、大便乾結、眼睛乾澀、小便短赤等。但這種情況不是陽多了，而是陰少了，陰不能制陽而出現的上火症狀。我們說了，辛味有發散的效果，如果再吃辣的東西，比如辣椒這種大辛大熱之物，就會使人體大量出汗。汗屬於陰液，如果大量出汗的話，就會使體內的陰更少，陰陽失衡的狀況更加嚴重。所以說，陰虛火旺的人不適合再吃辣。

孕婦也不宜吃辣。懷孕本身就是一件很耗氣血的事，所以孕婦大都陰血偏虛，這時再吃辣，很容易上火，而且也不利於胎兒的發育。所以孕期能不吃辣就不吃辣，酸兒辣女也就成了笑談。

辣味食物都有很強的刺激性，人吃完辣椒後，心裡會有火辣辣的感覺。所以，如果胃本身就不好，比如患有胃潰瘍、十二指腸潰瘍的話，就不能吃辣了，否則會使病情加重。

辛味吃法話飲酒

一般人吃辣，都是當作調味的，比如蔥、薑、蒜、花椒等。蔥能通陽、發散、祛腥羶。生蔥與熟蔥是不同的，生蔥辣，所以它有一個作用，就是主發散。蔥做熟之後，沒有辣味了，這時它就不能發散了。我們平時在做貝類食物時，可以多放些蔥。因為貝類多生於水中，所以多為寒性的，在烹製過程中加一些蔥白，不僅能去腥味，還有驅寒的效果。

薑的特點是解表散寒，所以感冒時我們喝的是薑湯。平常做魚或其他海鮮時，往往也會放些薑，就是因為它能去掉這些水產品的寒性，也可以祛腥。

蒜有殺菌、消毒的作用，所以很多人吃飯時喜歡嚼上幾瓣蒜。由於它能提味，所以適合燉肉時放，能使湯味更鮮美。但是蒜走清竅，所以不能多吃，否則對眼睛不好。

還有一種調味料平時生活中也常用到，就是花椒。花椒能去羶，烹製牛羊肉時，多放點花椒，羶味就沒有了。

辛味的水果不多，但蔬菜卻不少，比如韭菜、蒜薹等。我們就說韭菜，《本草綱目》記載它有溫中散寒、行氣散血、健胃整腸的功效。所以體內有寒而導致四肢冰冷、瘡傷瘀腫時，吃些韭菜會有好處。

再說說酒。中國的酒文化也源遠流長。酒的種類也有很多，如白酒、黃酒、葡萄酒等。酒的品種雖多，但不能雜飲。《清異錄》就指出：「酒不可雜飲，飲之，雖善酒者，亦醉。」所以不要把幾種酒摻合在一起喝，那樣容易醉。

中醫認為，酒味甘、辛，性溫，能疏通血脈、祛風散寒。所以天冷時自己在家喝點小酒，身體馬上就能暖起來。《新修本草》認為「酒主行藥勢，殺百邪惡滿毒氣」，所以平時可以適當喝點酒，但不能多。《本草綱目》就說：「少飲則活血行氣，壯神禦風，消愁遣興；痛飲則傷神耗血，損胃亡精，生痰動火。」又說：「過飲不節，殺人頃刻。」所以說，喝酒一定得注意量，過量飲酒的話，反而對健康有害。

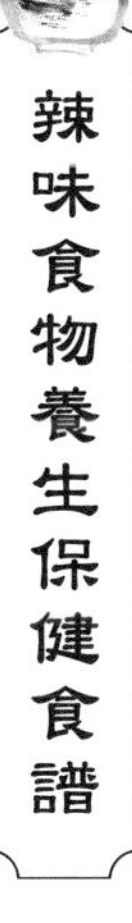

紫蘇葉茶，散寒理氣的保健佳品

取紫蘇葉十克，搗碎後放在杯中，再沖入沸水，悶十五分鐘，每天當茶飲。這個方子出自《海上仙方》，別看它做起來容易，功效卻不簡單。紫蘇葉也叫蘇葉，它有解表散寒、行氣和胃的功效，所以像平時不小心受寒感冒了，或是噁心不想吃東西、肚子脹得難受，喝杯紫蘇葉茶，問題就解決了。另外，有些人一吃海鮮就過敏，皮膚癢、起疙瘩，這時喝紫蘇葉茶也是有效果的。在做海鮮時，人們也常可直接加入紫蘇，不但味道更鮮美，還能行氣寬中、解魚蟹毒。不過由於它味辛，所以本身正在上火的人就不適宜飲用了。另外，紫蘇能導致血糖升高，所以糖尿病患者最好也不要飲用。

韭菜牛奶飲，家庭止嘔的好方法

取韭菜五百克，牛奶二百五十毫升，白糖三十克。將韭菜切碎，然後用紗布包起來絞汁，與牛奶一起放入鍋中煮。煮開之後加入白糖調味即可。

這個方子是從《丹溪心法》中演化而來的。原方是「牛乳一盞，韭菜汁二兩。用生薑汁半兩，和勻溫服」，朱丹溪曾用它來治療反胃，後人也用此治療「噎嗝」病。韭菜味辛性溫，《本草經疏》認為它「生則辛而行血，熟則甘而補中，益肝、散滯、導瘀是其性也」。我們這裡熟用，取的是它補中、導滯、散瘀的效果。由於它性溫，所以我們這裡加入了寒性的牛奶，避免上火。此外牛奶還有補虛損、益肺胃、生津潤腸的作用。《本草綱目》就指出，牛奶「治反胃熱噦，補益勞損，潤大腸，治氣痢，除疸黃」，再與有補中效果的韭菜合用，對於噁心嘔吐、不思飲食，大便溏薄等脾胃不和患者有很好的治療效果。

離不開的鹹，不鹹不淡，健康天天見

「鹹味」是五味中「老大」，因為我們每一天都離不開它。鹹味入腎，有軟堅散結、瀉下通腸的功效。人們每天都得吃點鹹，就是在培補人體的元氣。但鹹又是把雙刃劍，它「喜腎」，又可「攻下」，你吃得少了是護腎，吃得多了就成傷腎了。所以我們得吃鹹，但又不能多吃鹹，這樣才能趨利避害。

鹹味入腎，軟堅散結養腎陰

如果說五味也有老大的話，能坐穩這把交椅的就是「鹹」了。為什麼呢？因為你可以一天不吃酸、甜、苦、辣，但卻不可一日無鹽。再者，它的分佈也很廣，像海水是鹹的，我們流的眼淚，抹的鼻涕也都是鹹的。我們吃的五穀中，鹹味的也有很多種。也就是說，不管是吃的、喝的，還是我們「自產的」（鼻涕、眼淚等分泌物），都不曾少了它的影子。所以它被封為「五味之冠」，真是實至名歸。

鹹味為什麼有這麼大的作用呢？因為它是入腎經的。腎是人體的「先天之本」，就是人體的「根」，樹無根不活，人體也是如此。所以人們每天都得吃點鹹味，這其實就是在補先天，是在培補人的元氣。元氣足，那麼人體的「根系」就會粗壯有力，人就強壯。中醫經常用這個原理來治病。比如中醫就有一種炮製方法，叫做鹽製，就是先將鹽用水溶解，然後將藥材浸入鹽水攪拌均勻，再撈出，或炒或蒸。為什麼要用鹽來炮製呢？因為這樣可以引藥下行，使它入腎經。經過鹽製之後，藥物就帶了鹹味，這時它補腎的功效就會增強了。但有些藥不需要鹽製補腎的效果也很好，像龜板、鱉甲、海馬、蛤蚧等，中醫一直將這幾味藥列為補腎填精的上佳之品，原因就在於它們都是海產品，本身就是鹹的，入腎經。所以腎臟不好的人，可以適當吃些鹹味食物。什麼叫「適當」呢？就是不多也不少。有些人一聽說鹹入腎，就拼命吃鹹，結果吃出腎衰竭來了，這就是吃得「過」了。鹹味明明是補腎，怎麼反而成了傷腎的呢？這就是鹹的特殊之處。它就像一把雙刃劍，能補腎，亦能傷腎。

為什麼這麼說呢？因為腎臟也是鹹味「喜攻」之臟。鹹味是至陰之味，越是鹹的東西，它的陰性就越強。所以如果你吃的鹹味食品太多，就會損傷腎陽。我們說過，腎是人體之「根」，如果「根」都壞了，那麼一系列毛病就出來了，比如高血壓、脫髮、骨質疏鬆、胃病等。為什麼患高血壓的大多數是北方人？就是因為相對於南方人來說，北方人口味重，吃的鹽多。所以說鹽得吃，但也不能多吃。

鹹味有軟堅散結的作用，也就是軟化和消散體內的結節和腫塊。人體每時每刻都在代謝更新，這樣就會產生濁、痰、瘀血等垃圾。正常情況下，這些垃圾是可以排出體外的。如果身體出現了病變，垃圾排不出去，就會產生腫塊、腫瘤等堅硬如石之物。中醫認為，「堅者削之」、「結者散之」，所以中醫師在治療腫瘤時經常會給病人開一些鹹味的藥，比如硼砂、海藻、海螵蛸等。

鹹味還有一個作用，就是瀉下通腸。鹹為至陰之物，水也為至陰之物，所以它與水的陰氣是相通的，能滋養人體的水液，起到通利大小便的效果。比如有些人吃了不乾淨的東西，這時可以喝一大杯淡鹽水，清清腸，把不乾淨的東西瀉出來就好了。

腎病、骨病患者要少吃鹹

心悸、氣短、自汗、胸悶不適是心氣虛的表現。腎屬水，心屬火，水可剋火。心氣虛就是火不足，這時你如果再過度地攝入鹹味，就會使水太過，使心虛更重。什麼時候適合吃鹹呢？心火大時。《黃帝內經》就說：「心欲軟，急食鹹以軟之，用鹹補之。」「軟」就是柔的意思。什麼時候需要「柔」呢？就是心火過旺時。這時吃點鹹，就好比以水滅火，使陰陽恢復平衡。

高血壓患者不能吃太鹹這已經是眾所周知的了，但如果要你從中醫角度說出個緣由來，恐怕很多人都說不出來。《類經》認為：「血亦水化，鹹亦屬水，鹹與血相得，故走注血脈。」所以當一個人吃得太鹹時，鹹味就會進入血液，使血凝滯。血為水化，這時為了稀釋血液，水液就會趁機注入。注入血中的水液多了，其他地方的水就會少了，人就會「津竭而渴」。這就是為什麼吃得太鹹，就會感到口渴的原因。高血壓患者血液本就濃稠，這時再大量吃鹹，鹹走血，就會導致血液濃度更高。其實不僅是高血壓患者，平時動不動就口渴的少津傷陰患者也不能吃得太鹹。

另外，腎病、骨病患者也要少吃鹹。我們在前面已經講過，鹹是至陰之物，吃得太多就會損傷腎陽。腎病患者的康復期，有些醫生甚至會要求病人要吃無鹽飲食，原因就在於此。

腎主骨，腎氣充足，骨質就密、堅固；腎氣不足的話，就容易出現骨質疏鬆。因為鹹味「喜攻」腎，如果這個時候吃得太鹹，就會使精氣外泄，使虛者更虛。所以《黃帝內經・靈樞・九針論》才指出：「病在骨，無食鹹。」

不只有鹽是鹹味的

一說到鹹，人們往往會想到鹽。其實除了鹽以外，生活中很多食物都是鹹味的，最常見的就是海鮮。海鮮終年浸泡在海裡，而海水本身就是鹹的，這就註定了海鮮也是鹹味的。許多人知道吃蝦能壯陽，就是因為它是入腎經的。再者就是海帶，海帶不僅能吃，還能入藥。海帶入藥時叫「昆布」，中醫經常用它來治療水腫、女子帶下、男子遺精等症，就是因為它能入腎經。

再者就是肉類。許多人吃肉時感到味道淡淡的，為什麼它是鹹的呢？中醫管肉類食物叫「血肉有情之品」。動物跟植物不一樣，它是有血有肉有感情的。「鹹與血相得」，鹹走血脈，所以血是鹹的，由精血化成的肉自然也是鹹的。它與精血有「聲氣相應」的特點，也就是說它們是相通的。為什麼一提到補人們就想到吃肉而不是吃糧食，原因就在於此。中醫也經常用這些血肉有情之品來治療虛勞、血枯等症。除了肉類，雞血、鴨血等動物血也是鹹的，氣血虛的人可以多吃一些，高血壓患者就不要吃了。

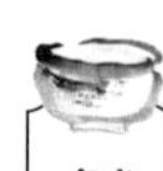

鹹味食物養生保健食譜

海參木耳豬腸湯，滋陰養血，潤燥通便

取海參五十克，豬大腸二百克，木耳二十克，精鹽、味精、醬油等調味料各適量。先將海參、木耳等用沸水泡開，將木耳撕碎。豬大腸切段，然後與海參、木耳一齊放入鍋內加水煲，等到豬大腸、海參酥爛時，再加入鹽、味精調味即可。

此方出自《藥性考》。這款藥膳有什麼功效呢？我們先來看海參，民間有「陸有人參，海有海參」之說，由此可見海參營養之豐富。此外，海參的藥用功效也是很大的。《中醫大辭典》記載海參的功效：「補腎益精，養血潤燥。治精血虧損、虛弱勞祛、陽痿、夢遺、腸燥便艱。」可見它補腎養血的效果很好。

豬大腸味甘性寒，入大腸經，有「潤腸治燥，調血痢臟毒」的作用。古代醫家就經常用它來治療痔瘡、便血、血痢等肛腸疾病。有一種中成藥叫「豬臟丸」，是用來治療痔瘡便血的，就是將黃連裝入豬腸之內，再將兩頭紮緊，放鍋中煮，爛熟後再製成丸。木耳則能活血潤肺。這三味食材一搭配，既可滋陰養血，又可潤燥通便。平時大便乾結、排出困難者食之有良效。

米酒烹螺肉，利尿通淋，除濕退腫，清熱明目

取螺螄肉三十至六十克，米酒二百五十毫升。將螺螄肉洗淨，與米酒一起放入沙鍋中，用文火慢慢煲，一直煲到螺螄肉爛，再加入鹽、味精等調味就可以了。

此方出自明代醫書《扶壽精方》。螺螄有清熱、利水、明目的功效，入膀胱經。《本草拾遺》記載，螺螄「汁主明目，下水」。《本草綱目》則認為其能「醒酒解熱，利大小便，消黃疸水腫」。但螺螄性寒，所以這裡加入性溫的黃酒，一則可以中和其寒性，二則借酒力以行藥性。平時有急慢性泌尿系感染、腎炎水腫、急性感染性眼病的病人適合食用此藥膳。

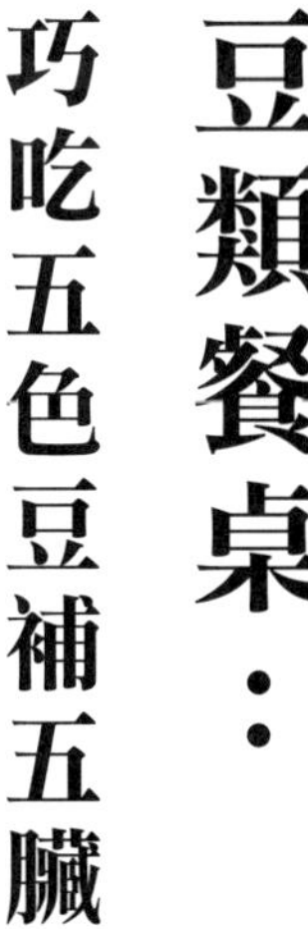

第三章

豆類餐桌：巧吃五色豆補五臟

- 綠豆，清熱解毒的「濟世良穀」
- 「腎之穀」黑豆，滋陰補腎的上好食糧
- 黃豆，健脾補虛的「營養之花」
- 赤小豆，清熱利水的「心之穀」
- 白扁豆，健脾祛濕的「脾之穀」

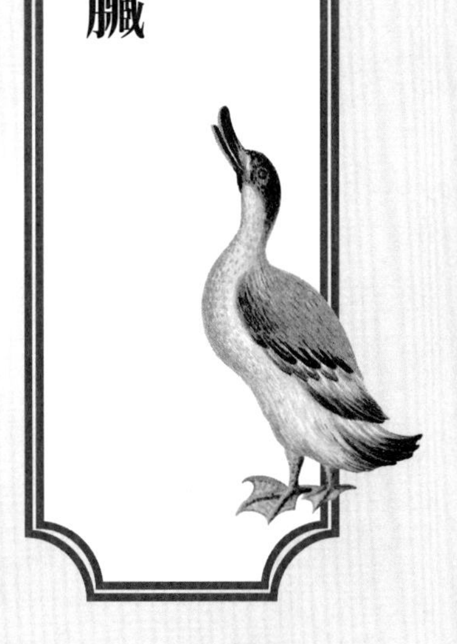

說到豆類，就會有一個畫面跳出來：孔乙己鄭重其事地掏出九文大錢。因為在魯迅先生那篇小說中，那個穿著長衫而站著吃飯的孔乙己特別愛吃的食物是什麼呢？就是茴香豆，他還知道茴香豆的「茴」字有四種寫法，挺可愛的一個人。

說到豆類，還會想到豆腐西施。傳說古代有位姑娘外貌較醜，皮膚黑而粗糙。後來，她家裡開了一個豆腐作坊，姑娘因為經常吃豆腐，皮膚變得白皙細嫩，美如西施，被街坊鄰居稱為「豆腐西施」。這個故事雖無法考證，但大豆及豆腐之類的豆製品的美容效果卻是確切的。

大家知道豆類含量最高的是什麼嗎？蛋白質，蛋白質就像人體的「建築材料」，皮膚、肌肉、毛髮、指甲等的生長都少不了蛋白質，人體缺乏蛋白質，就會產生包括皮膚病在內的多種疾病，就會影響生長發育，妨礙體型健美；也會產生營養不良性水腫，有礙面容，還會導致皮膚粗糙、無彈性、皺紋增多、頭髮脫落、白髮增多，使面容顯得衰老。所以經常食用豆類及豆製品之類的高蛋白食物，就能營養皮膚、肌肉和毛髮，可使皮膚潤澤、細嫩而富有彈性。

實際上，豆類在中醫裡面還有一個比較確切的療效，那就是補腎健腦。「吃豆變成精豆子」，是我國的一句古老諺語。中國人把精明能幹、智力超群的人稱為精豆子。為什麼豆類食品具有補腎的能力呢？大家看豆類的形狀像什麼？像腎臟，而「以形補形」理念在中醫實踐中的運用是非常廣泛的。因此中醫認為豆類具有補腎的功效，而腎的功能是什麼呢。《黃帝內經》對腎的功能是這麼描述的：「腎為作強之官，技巧出焉。」作強是指體格好，有毅力，性格頑強；技巧主要指腦的功能。由此可見，豆類食品都具有健腦功效。

實際上豆類的品種很多，不同豆類有不同的藥用功效，下面將重點給大家介紹五色豆，也就是入肝經的綠豆、入脾經的黃豆、入心經的赤小豆、入肺經的白扁豆和入腎經的黑豆。

除了重點介紹的這五種豆之外，常見的刀豆、豇豆等也都有各自的養生功效。如刀豆味甘、性溫，具有暖脾胃、下氣、益腎、補充元氣的作用。適用於打嗝、胸悶不適、腰痛等症狀。嫩刀豆用來煮食或製成醬菜，不僅味道鮮美，還有溫補的作用；老刀豆則對打嗝的治療效果最好。

而豇豆也就是我們所說的長豆角、菜豆。它除了有健脾和胃的作用外，最重要的是能夠補腎。李時珍曾稱讚它能夠「理中益氣，補腎健胃，和五臟，調營衛，生精髓」。所謂「營衛」，就是中醫所說的營衛二氣，營衛調整好了，可充分保證人的睡眠品質。此外，多吃豇豆還能治療嘔吐、打嗝等不適。小孩食積、氣脹的時候，用生豇豆適量，細嚼後嚥下，可以起到一定的緩解作用。

豌豆味甘、性平，常吃能夠補中益氣、利小便。適用於脾胃虛弱所導致的食少、腹脹等症狀。哺乳期婦女吃了，還有助於增加奶量。

綠豆，清熱解毒的「濟世良穀」

綠豆味甘性涼，入心經、胃經，熱性體質或上火的人吃了可以清涼敗火，一般人食用能夠滋補脾胃，而夏天，它又可以大顯身手地清除暑熱。另外綠豆還有利水消腫和解毒之功，可以用於水腫腹脹、瘡瘍腫毒和食物中毒等，又可以「潤皮膚」，尤其是有消痘潤膚的作用。

清熱解毒，消除「火災」隱患

李時珍稱綠豆是「濟世之良穀」，說綠豆可以「濟世」，這個稱譽可說是非常高的。因為要濟助世人，沒有驚天偉業，根本是不可能的。濟世通常是與精英人物聯繫在一起的。那麼，綠豆究竟有怎樣的驚天偉業可以濟助世人呢？

首先，綠豆可以清熱消暑。從性味上來講，綠豆味甘，性涼，入心經和胃經，在炎炎夏日，一碗綠豆湯如清泉一樣帶來一股清涼，成為我們解暑止渴最實惠的方法，綠豆清暑熱的功效也由此略見一斑。對此《本草匯言》裡是這樣說的：「清暑熱，靜煩熱，潤燥熱，解毒熱。」這裡把綠豆的清熱之功概括得更廣泛而全面。

不過說綠豆能清熱，指的不單是「暑熱」，「暑熱」一般只能指夏天，而食用綠豆是不分時令的，只要是身體裡有「火」，就能用綠豆祛除。正如所說的「潤燥熱」一樣，「燥熱」是什麼？從中醫學的角度說，就是體內有燥火，像目赤腫痛、牙齦咽喉痛、耳鳴或鼻出血等，都是燥氣損傷了津液，就是平時說的上火。

所以人們還常用綠豆或綠豆皮做枕芯，這也是《日華子本草》裡說的：「作枕明目，治頭風頭痛。」

綠豆還有個很好的作用是「厚腸胃」，怎麼理解呢？中醫把有補益腸胃或使腸胃健實的作用稱為厚腸胃，說綠豆能補益腸胃多指它能夠清腸胃之熱。我們知道五臟屬陰，六腑為陽，脾與胃相表裡，脾屬陰喜燥惡濕，胃屬陽喜潤惡燥，一旦我們飲食不注意，過葷過辣，胃就容易生熱，這時性寒涼入胃經的綠豆，最能起到滋養脾胃的作用，人們常說綠豆粥敗火就是這個原因。

綠豆還有一個重要作用就是解毒，解什麼毒呢？我國古代眾醫家都指出了綠豆清熱解毒的功效，其中因身體裡有火而生的熱毒，如長痘瘡等症；另一方面，對各種中毒情況比如食物中毒，綠豆都能起到緩解或解除的作用。如李時珍在《本草綱目》裡說：「綠豆肉平、皮寒，解金石、砒霜、草木一切諸毒，宜連皮生研，水服。」

講了綠豆，就不得不提綠豆芽。綠豆芽為綠豆水發成的芽菜，也是大家常吃的蔬菜。不要小瞧這綠豆芽，它可稱得上是真正的物美價廉。其中一個特點就是維生素C的含量豐富。中醫認為，綠豆芽味甘性涼，入胃和三焦經，最善於清熱解毒、利尿醒酒。《本草綱目》裡說它「解酒毒、熱毒，利三焦」，也就是說，綠豆芽在具有綠豆清熱解毒功效的同時，還可以調和整個臟腑的氣機。因為三焦作為六腑之一，就像一個大容器裝著全部臟腑，是整個人的體腔，它的作用主要是通調水道，所以適合有腹部脹滿、小便不利等症狀的人食用。

由此綜合看來，綠豆真不愧是「濟世之良穀」。

患瘡毒，綠豆伸援手

熱性體質及易患瘡毒的人多愛喝冷飲，吃冰涼口味的東西，脾氣也比一般人差，容易急躁。這類人體溫本來就偏高，如果再過食一些性溫熱的食物，無疑就會火上澆油。因此可以選擇一些性涼的食物，綠豆有清熱解毒敗火的功效，因此適宜熱性體質的人。

另外，從事化工、建材的人可能會接觸高濃粉塵、強輻射等，這類人可以常吃一些綠豆。遇到酒精中毒、食物中毒、煤氣中毒、農藥中毒、鉛中毒和誤服藥物中毒等情況，也可在到醫院搶救前先灌下一碗綠豆湯作為緊急處理。

與綠豆「同性相斥」，體質寒涼者不宜食用綠豆

綠豆性寒涼，因此寒涼體質和脾胃虛弱的人不宜多食綠豆。但如果要避免吃得過於寒涼，可以選擇多加一些粳米煮粥，粳米性平，補中益氣，正適合脾胃虛弱的人食用。

我們說綠豆性涼，這是它整體的特性，但事實上如李時珍所言「綠豆，肉平，皮寒」，也就是說，綠豆的肉是平性的，皮卻是寒的，因此在《中藥方劑學》裡講到了「綠豆清熱毒之力以皮為勝」。就是說要想讓清熱祛火的功效更強些，煮湯煮粥時最好把綠豆煮到剛開花，不要煮爛，這樣帶著皮吃最好。要是把綠豆煮得過爛，就降低了清熱解毒的功效，不過涼性也就降低了，適宜的人群也更廣泛。

另外，很多人在煮綠豆湯時，發現煮熟後的湯全變黑了，這大多是用了鐵鍋的原因。記住，綠豆是忌用鐵鍋煮的，否則綠豆中的鞣酸會和鐵反應生成鞣酸鐵，湯也就變黑了。

另外，在服用溫補藥期間，最好不要吃綠豆食品，以免沖淡了藥物的溫性，降低藥效。

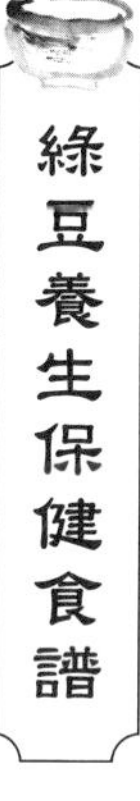

三豆飲，活血解毒可祛痘

取黑豆、綠豆、紅豆各一百五十克，甘草六十克，白糖適量。將三種豆子洗淨，倒入鍋內煮開，然後加入甘草，用小火煮成粥。這就是在我國流傳了幾千年的名醫扁鵲的著名處方——三豆飲，被收錄在元代的中醫藥學著作《世醫得效方》裡。它有預防和治療痘疹的作用。痘疹也就是天花，對於這種傳染性極強的疾病，三豆飲有它獨特的預防效果。將此方熬成的粥每天空腹時隨意服，連服七天可預防痘疹發病，對於已感染的人來說，則有很好的緩解作用，傳說扁鵲曾用它治好了很多痘疹痘瘡患者。

除了藥用，還可以用這個方子來保養肌膚。像一些臉上愛長痘痘和身上容易長瘡的人來說，多喝這個粥是有好處的。

綠豆粥，糖尿病患者的滋補粥膳

綠豆粥是大家都喜歡煮來喝的，一般做綠豆粥也都以綠豆和大米的配伍居多，如

《飲食辨錄》裡介紹，取綠豆適量，洗淨後浸泡六小時，與粳米六十克，製煮為薄粥。內火熾盛、心中煩渴或容易生瘡的人，都可以多食用此粥。如果我們把食材再精心搭配一下，換成用綠豆和薏米、山藥、蓮子、小米，再加少許食鹽煮成稀飯，則對糖尿病患者有很好的保健作用。

這裡面薏米和綠豆都是清熱解渴、利水消腫的，山藥、蓮子和小米都可以健脾益腎，有很好的補益元氣的作用，正針對糖尿病患者多渴多飲和少氣乏力的症狀，是十分不錯的滋補粥膳。

「腎之穀」黑豆，滋陰補腎的上好食糧

黑豆，形狀似腎，色黑屬水又通腎（腎為水臟），從這裡引出它的角色和功效——腎之穀，可以補腎益陰、養血明目、補虛烏髮，多用於腎虛陰虧和腎氣不足出現的小便頻數、頭暈目眩、視物昏暗、潮熱盜汗、鬚髮早白等；黑豆又入脾經，能夠健脾利濕、利水消腫，對腳氣水腫、濕痹拘攣、腹痛腹瀉等有一定療效。黑豆是可以「長肌膚，益顏色，填筋骨，加力氣」，強壯滋補的天然腎寶。

補腎健體，黑豆功高

黑豆，也稱烏豆或黑大豆。在過去，人們一度崇尚白色食品，認為貧窮的人才會

無奈吃黑豆。因為在以往的農耕社會，黑豆都是用來作牲畜飼料的，但事實恰恰相反。用黑豆做牲口飼料，是因為吃了黑豆的牲口才會體壯有力，抗病能力也強，可以多幹活。這源於黑豆強有力的一個功效——補腎強體。李時珍在《本草綱目》裡就曾列舉了一些人用黑豆防老抗衰的例子，如有個叫陶華的人，經常把黑豆加鹽煮著來吃，以達到補腎的效果；還有一個叫李守愚的人，每天早晨起來都吃黑豆，老了以後也看不出多少衰老的痕跡。我們知道，腎乃先天之本，主宰人的生長和發育，腎精充足，人的生命力才強，反之腎精虧虛，人就容易衰老。黑豆可以補腎，自然會使身體強壯有力而抗衰老。

那麼為什麼黑豆具有補腎的功效呢？李時珍說：「豆有五色，各治五臟，惟黑豆屬水性寒，可以入腎。」中醫認為色黑者入腎，因為黑色屬水，水走腎；且黑豆形狀也和腎相似，所以把黑豆稱為「腎之穀」。如《食物本草》就有：「以黑豆入鹽煮，常時食之，云能補腎。蓋豆乃腎之穀，其形類腎，而又黑色通腎，引之以鹽，所以妙也。」這便是中醫講的「同氣相求」和「以形補形」。

黑豆的補腎功效集中體現在治療腎虛陰虧和腎氣不足兩方面。如《本草滙言》裡說：「煮汁飲，能潤腎燥，故止盜汗。」我們正常出汗都是因天氣熱或是在運動之後。而盜汗不受任何外界環境影響，汗自己偷偷地流出來。這說明體內陰液已經虧虛，人體臟腑也講究陰陽平衡，陰不制陽就像水不制火，因此身體就會潮熱出汗，也叫骨蒸。除了陰虛還有氣虛的原因。中醫講汗為心之液，是氣陰兩虛共同造成的，而氣虛就是說腎氣不足沒法收斂固攝，所以汗才會跑出來。

腎虛陰虧還有什麼表現呢？我們知道腎為水臟，主水，這主要體現在調節體內水液平衡方面。體內水液的存留、分佈與排泄，都要靠腎的氣化作用完成。這個氣化作用要靠腎陽的動力，同時腎陰參與調節，分為一開一闔。腎陽主開，腎陰主闔。有的人小便頻數，夜尿增多，以及糖尿病患者多飲多尿，這都是腎陰不足，就是開多闔少了，腎氣也虛虧了，這時就可以用黑豆「煮汁飲」了，可以養陰補氣，強壯滋補。

黑豆入腎還可以治療腎氣虧虛造成的頭暈目眩、鬚髮早白等。有些人年紀輕輕頭髮卻隱約泛白，這多是腎氣不足，腎主毛髮，以黑補黑，所以吃黑豆有補虛烏髮的作用。

吃黑豆還能活血明目，用於視物昏花，平時工作離不開電腦的人該注意了。「目受血而視」，肝藏血，眼睛是依賴肝血滋養的，肝之陰血不足人的眼神就不好，看事物模糊不清，即中醫所說的「久視傷血」。中醫認為，肝腎同源，精血可互化，也可理解為腎水能夠滋養肝木，因此食用黑豆，是活血明目、治療肝腎陰虛的好辦法。

李時珍說「黑豆入腎功多」，當然了，黑豆可還是美容的好食材。《本草綱目》記載了一個延年秘方：「服食黑豆，令人長肌膚，益顏色，填筋骨，加力氣，乃補虛之神秘驗方也。」在「延年」的同時黑豆還可以「益顏色」，就是能使人看上去膚色好。《本草拾遺》裡也說道，黑豆能「明目鎮心，溫補。久服，好顏色，變白不老」。有人說黑豆明明是黑的，怎麼能使面色「變白不老」呢？前面講了黑豆是可以滋養肝腎，補腎氣活血的，一個人氣血充足臉色才會紅潤，氣血通暢沒有瘀滯，才不會長斑，皮膚也就白皙，因此黑豆的美容功效也是毋庸置疑的。

黑豆不僅益腎，還能健脾，因為它還入脾經，可以健脾利濕，利水消腫。我們知道脾負責運化水濕，身體裡多餘的水分運化不出去，就容易造成濕邪氾濫，比如濕氣留駐肌肉就是水腫脹滿，濕氣向下流竄，就會引發腳氣。所以大家也要意識到，黑豆在補腎的同時，它的健脾消腫功效也不容忽視。

除此之外，黑豆還具有解毒功效，《本草滙言》記載：「善解五金，八石，百草諸毒和蟲毒。」不過，要說黑豆的解毒效果，加入甘草才好。如李時珍說：「古方稱大豆（指黑豆）解百藥毒，予每試之，大不然，又加甘草，其驗乃其，如此之事，不可不知。」因此黑豆甘草湯是可以用於解食物和藥物中毒的，這也是此湯的出處。

脘腹脹滿的人要少吃黑豆

黑豆雖好，但也不是適合所有人的，比如腹部常有脹滿感的人就不宜多食。有些人或是肝氣犯胃，或是常常憂思憂慮傷了脾氣，導致氣滯於胃，這樣胃受納食物的能力就減少了，於是吃點兒東西就胃脹，消化能力也差，這樣的人就得少吃黑豆。因為但凡豆類在體內消化過程中都會產生很多氣體，特別是黑豆，炒熟了熱性大，更容易使熱氣在胃裡發脹。胃不受納食物，脾的運化功能進一步受影響，就會傷脾。因此脘腹脹滿的人不宜吃黑豆。

我們說黑豆不易消化，腸胃不好、容易胃脹的人不宜吃黑豆，其實就一般人而言，吃黑豆也不能過量的，否則同樣會引起腹脹。如《本草匯言》裡就有「多食（黑豆）令人腹脹」。孫思邈也說「黑豆少食醒脾，多食損脾也」。

另外，老人和小兒也不宜多吃黑豆。《隨息居飲食譜》中講到黑豆「性滯壅氣。小兒不宜多食」。「壅」是堵塞的意思。壅氣就是肚子裡脹氣，這裡也是在說黑豆容易造成氣滯腹中。而老人和小孩的消化能力都比較差，所以也不宜過多食用。

莫生吞黑豆，以免導致消化不良

有些人用生吞黑豆的方法來養生保健，古書裡也有相關記載。但醫學專家對這種方法不是很贊同。因為這樣不細細咀嚼就直接吃下去，不易消化，還有可能會在腸道造成堵塞和引起腹脹。

其實最好的食用方法就是煮熟再吃。以煮粥為代表，例如將黑豆和糯米以一比四的比例來配，再加上一把紅棗和適量紅糖煮粥喝，就是不錯的搭配。此粥補脾益腎，活血利水，對脾虛血虧和腎虛陰虧所致的腰痛、水腫、盜汗和頭目眩暈等症，效果非常好。

豆類不易消化，所以還可將黑豆磨成粉蒸饅頭，打成豆漿就更棒了，這樣營養也吸收了，又不對消化造成影響。

在飲食禁忌上，黑豆是忌與蓖麻子、厚樸同食的，這點在《本草綱目》裡也有說明。

另外，在藥效方面，小黑豆要更好一些，也就是黑豆中粒小一點的。《本草圖經》裡是這樣說的：「其緊小者為雄豆，入藥為佳。」可見顆粒大的黑豆未必就比顆粒小的要好。

此外大家在買黑豆時要學會鑑別，不少商家用黑芸豆來冒充黑豆，兩者看似相像卻不一樣。黑豆的外觀是又黑又圓的，沒有亮光，除去表皮是青黃色的；而黑芸豆稍細長，表皮是黑色發亮的，且除去表皮是白仁，沒有那層青黃的顏色。

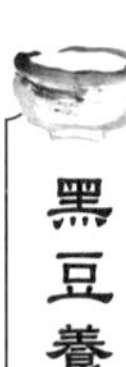

黑豆養生保健食譜

黑豆淋酒，防治高血壓的好幫手

準備黑豆二百五十克，黃酒五百毫升。將黑豆淘洗後瀝乾，放入鐵鍋中煮熟，趁熱倒入裝有黃酒的容器裡，密封浸泡七天，就可以開封備用了。

這是源自《備急千金要方》的一個方子，原料很簡單，但功效卻不小。適合陰虛陽亢所致的口眼歪斜、小便尿血、產後血虛動風手足顫動等。

就拿高血壓來說，高血壓患者多有肝陽上亢的情況，就是說肝火太大，衝上了頭頂，所以常感到頭暈目眩。這時體內陰陽已經失衡了，陽氣上亢就需要滋補潤養，而養肝就可以從養腎入手，所謂腎水生肝木。我們知道黑豆可以補腎滋陰活血，那麼加入黃酒是為什麼呢？黃酒是醫藥上很重要的輔料或藥引，它沒有經過蒸餾，酒精含量是比較低的。酒是溫性的，有發散的功效，可以借助它行藥性，因此這款黑豆淋酒就可以益陰活血，同時又不傷陽，它可以補腎溫陽，調好了腎的氣機，肝也受益，能平緩肝腎的氣機，對高血壓病能起到一定的防治效果。每次飲二十五毫升，每日二次就可以。

黑豆湯，最簡單的養生湯

取二百五十克黑豆洗淨，入鍋加水煮，等湯汁黏稠濃厚，豆子熟爛時就可以停火了。這是葛洪《肘後備急方》裡黑豆汁的做法。做飯時經常煮上這樣一鍋黑豆汁，喝湯食豆，既補腎益肝、活血解毒，又可以利水下氣，也就是把黑豆自身的效果都完全發揮出來。對於腎虛的人，如經常頭暈目眩、腰酸腿軟，伴有失眠、記憶力減退、消渴多飲，可以經常煮黑豆湯喝；對於脾虛水腫，尤其下肢小腿水腫明顯的人也非常適合。

黃豆，健脾補虛的「營養之花」

黃豆，色黃入脾，是滋補脾胃的重要食糧。它能夠健脾寬中，脾胃虛弱、消瘦少食的人吃些黃豆，可以增強脾胃的功能，逐漸消除食少腹脹、食慾不振的症狀，使虛弱的人增長氣力，健身寧心。補益脾胃的另一個重要作用是益氣養血，養好脾胃這個後天之本，可治療貧血等症，同時造就好的膚色和氣色。同時還不能忽視黃豆消水腫、除濕痹的利水功效，對於這一點，黃豆芽的效果更佳。

健脾寬中和益氣養血的「豆中之王」

我國作為黃豆的發源地，不僅種植歷史悠久，地域廣泛，而且食用極為普遍。看看我們每天吃的食物裡，從每天炒菜用的大豆油，飯桌上的炒黃豆芽和燒豆腐，再到豆漿、豆漿粉和豆干等各種豆製品，什麼時候會少了黃豆的影子？相對於「補腎之穀」的黑豆，黃豆更有「豆中之王」之稱。

李時珍說「豆有五色，各治五臟」，那麼黃豆與我們的五臟六腑中的哪幾個最相宜呢？脾胃。脾屬土，色黃的食物多入脾，黃豆性味甘平，入脾經、胃經、大腸經，它最大的一個功效就是滋補脾胃。

清代的飲食文化書籍《隨息居飲食譜》說「黃大豆」可以「補中」。什麼是補中呢？中醫把人的整個體腔視為「三焦」，就像一個小宇宙一樣包羅著人的五臟六腑，其中脾胃處於中間位置，被稱為「中焦」，一般提到「中」時，說的就是脾胃。所以「補中」簡單來說就是「補益脾胃」的意思。

那麼黃豆補益脾胃的功效主要體現在哪裡呢？

先來看它的一個重要作用——健脾寬中，它能增強脾胃的功能，改善食慾不振。可以理解為補脾益氣和寬中下氣。不過，這兩個「氣」是不同的。「補脾益氣」是說改善脾胃的功能，能正常的運轉，就像增加了它們的「氣力」一樣。

脾胃是後天之本，脾胃好，吃東西香、身體棒才是硬道理。可有些人就是沒胃口，吃一點就飽，還容易餓，這就是脾胃出現問題了。什麼原因呢？但凡脾胃的病都和「吃」有一定關係。我們知道胃是受納食物的，脾主管運化，就是將胃裡的食物進行細化，然後輸佈營養至全身。可是有些人在飲食上很不節制，吃得過於甘膩，古時候稱為膏粱厚味，雖飽了口福卻加重了脾胃的負擔；還有的飲食沒有規律，饑一頓飽一頓，這樣就把脾胃吸收和運化的節拍打亂了，就像一個人工作不按時按點，怎麼能不出問題呢？所以脾胃就不能再正常發揮它的功能了。比如說吃不下，就是脾的氣力虛了，運化不了了。這時黃豆就能幫助脾胃增加「氣力」，恢復功能，讓它重新「振作」起來。如《延年秘錄》裡就說，「服食大豆」能夠讓人「加氣力，補虛能食」。

「寬中下氣」就更好理解了，是說脾胃的功能好了，就不再有脹滿、吃不下東西的情況了。大家可能會有這樣的感覺，在吃不下飯時，會感到胃裡有股氣發脹，或是胸膈發悶，這就是氣滯，一般是情志抑鬱引起的。憂思傷脾，思慮過度會導致脾氣鬱結，影響脾的運化功能。或者是由於情志不舒，肝氣鬱結，木剋土，肝氣會橫逆犯胃，也會導致氣滯，所以沒有食慾。而黃豆的作用就是把這股「氣」疏解掉，此謂「寬中」。黃豆還入大腸經，通過大腸將鬱結的「氣」排泄掉，不讓它上逆，這就是「寬中下氣」了。因此那些脾虛氣弱、食少消瘦的人不妨吃點黃豆。

黃豆補益脾胃的另一個表現就是益氣養血。脾胃作為後天之本，是我們體內氣血的生化之源。一些脾胃虛弱的人，看上去很消瘦，而且面色萎黃，甚至伴有貧血的症狀。中醫講氣為血之帥，包括氣能生血、氣能行血、氣能攝血。脾氣得到了補益，血便有了生化的動力。所以，有貧血症狀和營養不良、面黃肌瘦的人也可以經常吃些黃豆。

黃豆健脾還能消水腫，如《日用本草》記載黃豆「寬中下氣，利大腸，消水腫，治腫毒」。如果將黃豆泡發成黃豆芽，有更好的除濕效果，可以用於濕痹。水腫只是濕邪存在的一種表現，如果更嚴重一些，就可能導致濕痹，症狀有拘攣，關節屈伸不利。比如有的人就是膝關節裡面有積液，腿一屈伸就會腫脹疼痛。那麼這時就可以食用大豆黃卷，就是曬乾後的黃豆芽，《神農本草經》裡說：「大豆黃卷，味甘平，主濕痹筋攣膝痛。」

飯桌上的黃豆製品各式各樣，黃豆在我們生活中扮演著各種角色，但這始終有一個圍繞主題，那就是補益脾胃，幫助我們養好後天之本。

多吃黃豆，幫您擺脫更年期困擾

前面講了黃豆可以改善膚色，美膚駐顏，其實，不僅是對於愛美的年輕女性，黃豆更是中年女性理想的健康食品。大家都知道最困擾中年女性的一個問題就是更年期綜合症，脘腹脹滿、食慾不振、失眠健忘、煩躁易怒、潮熱盜汗、腰背疼痛等，給她們的身心帶來很大不適。

西醫認為，女性一到中年，雌激素分泌減少，導致內分泌紊亂，所以會引起上述不適。這時可以適量補充一些雌激素，而黃豆就是雌激素的很好來源。

而中醫認為，激素的分泌與肝、脾、腎密切相關，其中脾起主導作用，所以對雌激素分泌的減少，首先要從健脾胃開始。另外，內分泌失調在中醫的講法一般是陰陽不協調引起氣血失和的一種狀態。因此要調節內分泌，消除更年期的這些症狀，第一步就得調節好體內陰陽平衡，調節好氣血，這就又回到氣血生化之源——脾胃了。

黃豆吃法多，最宜煮食

黃豆可以榨油，製作豆瓣醬，泡發成豆芽炒著吃，可以說老百姓對黃豆的吃法最不陌生了，還有數不盡的各式豆製品。不過這裡要說的是，單對於黃豆（不是豆製品），最好煮著吃，而不是炒豆子吃。炒豆子吃起來很香，但是很不好消化。《隨息居飲食譜》中說：「宜煮食，炒食則壅氣。」這一點和黑豆一樣需要注意。

而且黃豆也不能生吃，飲用了不完全熟透的豆漿也可能出現腹脹、腹瀉和嘔吐的症狀。在用黃豆煮湯的時候，也要儘量煮軟一點。

過食黃豆，當心變「臭蛋」

雖有著「豆中之王」的美稱，適合吃黃豆的人可以經常食用，但每次不要吃過多。《本草綱目》裡說：「黃豆多食壅氣，生痰，動嗽，令人身重，發面黃瘡疥。」黃豆本來是健脾寬中下氣的，如果一次吃太多，不僅不易消化，反而令它本身產生的氣體，給人造成脘腹脹滿之感，那樣我們吃黃豆的目的就事與願違了。這裡建議每人每天不超過五十克。

另外，胃炎、腎結石和痛風患者都不宜吃黃豆。

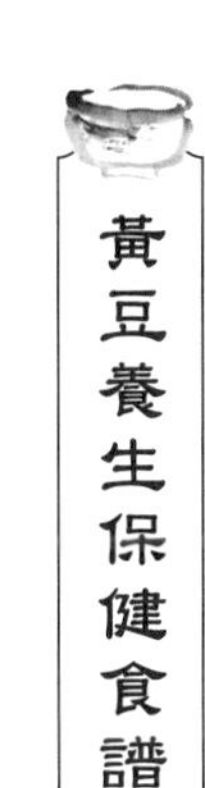

黃豆酒，溫腎健脾、利水消腫的美酒

《肘後備急方》裡記載了一款黃豆酒。黃豆一百五十克，米酒一千二百毫升，先將黃豆洗淨，放入沙鍋，加清水七百五十毫升，用小火熬煮到水剩五分之二時，濾去黃豆。將豆汁與酒混合再煮，煮到液體總量減去十分之一即可。

這個酒有什麼功效呢？它針對的是水腫脹滿、小便不利的人。水腫簡單說就是水濕停留體內造成的，它和運化水濕的脾和主管水液存留的腎關係最密切。《諸病源候論》裡說：「水病者，由腎脾俱虛故也。腎虛不能溫通水氣，脾虛不能制水，故水氣盈溢，滲液皮膚，流遍四肢，所以遍身腫也。」脾的一個重要作用就是運化水液，要靠脾的陽氣來完成。水濕停留體內，得不到陽光的溫煦，就像下過雨的水窪處總積滿水，表現在身體上就是水腫。腎陽要通過氣化蒸騰作用，將水液排出體外，腎陽不足，則小便不利，水腫脹滿。所以脾腎陽虛是水腫脹滿的常見病因，這時就要溫腎健脾、益氣通陽，飲食上多吃補益腎陽和溫暖脾陽的食物。

黃豆是健脾的自不用說，加入米酒，就是借助酒的溫性來提升陽氣，健脾的同時溫中祛寒，通陽化氣，利水消腫。不管是脾腎疾患出現的水腫，還是營養不足出現的水腫，都有一定的效果。

大豆妙湯，治療小兒疳積的美味湯羹

再介紹一味湯。黃豆末三十克，蘿蔔二百五十克，將黃豆末與切碎的蘿蔔一起放入沙鍋，加清水煮熟煮爛即可。

這道湯名為大豆妙湯，出自《食醫心鑒》。它的作用不僅用於脾胃不和出現的厭食和腹部飽脹感，還可用於小兒脾胃病。

在兒科病裡，有種疾病叫做疳積，「疳」就是指小兒的腸胃病，「積」就是積滯。小兒出現疳積後毛髮乾枯，面黃肌瘦，相反肚子卻很脹。這多是乳食餵養不當或飲食不合理，損傷了脾胃導致的。所以小兒不吃東西不能強餵，首先要給他化掉積滯不消化的食物。

我們知道蘿蔔是消食降氣的，與黃豆配伍，不僅可以健脾和胃、寬中下氣，還能消積導滯、清熱化痰。所以不管是胃裡出現了「氣滯」感到脹滿，或是小兒消化不良存了食，再或有痰飲咳喘的人，都可以試著飲用這道湯。

赤小豆，清熱利水的「心之穀」

赤小豆入心經，被稱為「心之穀」。舌頭上生瘡、長血泡，皮膚長瘡瘍，大都和心火過盛有關，赤小豆在補心的同時，可以清心火，起到消腫、化解癰腫瘡毒的作用，並對跌打損傷、瘀血腫痛有顯著的效果。此外，它還可以利水除濕消腫，對產婦奶水不下也有通乳的效果。

利尿消腫，解毒排膿，美食一樣可做藥

在豆類裡面，有一種最常被做成美食的，那就是赤小豆。赤小豆也叫赤豆、紅小豆、小豆等，在古籍裡還叫赤菽、小菽等。在著重講赤小豆之前，先區分一下概念，

那就是赤小豆與紅豆是有一些區別的。赤小豆暗紫紅，長圓形，種臍突起，中央有道凹陷的溝。紅豆暗紅色，矩圓形，也稱「飯豆」，與赤小豆的主要區別是種臍是平的，不突起，中央也沒有凹陷的縱溝。它們都以顆粒緊實，色紫紅發暗的為好。在食用功效方面，紅豆甘平，作食物略偏於補；赤小豆藥用力好，多作藥物，因此歷代中草藥書籍裡一般記載的都是赤小豆而不是紅豆。但因為兩者的功效大致相同，且赤小豆產量太少，所以現在人們已經混用了，沒有赤小豆時，也可用紅豆代替食療藥補。

赤小豆入藥有很久的歷史了，最早見於《神農本草經》：「主治下水腫，排癰腫膿血。」這裡將它的功效概括為兩大項：解毒排膿，利水消腫。

赤小豆能解毒排膿，與它自身的顏色還有很大關係。中醫認為，紅色入心，就像黑豆入腎，黃豆入脾一樣，赤小豆顏色赤紅，入心經，李時珍把赤小豆稱為「心之穀」：「赤小豆小而色赤，心之穀也。」《黃帝內經》講「心主血脈」、「諸血皆屬於心」，很多血分病是和心火過盛有關係的。比如皮膚長瘡瘍，就多是心火熾盛、血分有熱導致的；「心開竅於舌」，心火上炎時舌頭會紅，嚴重的就可能生瘡長血泡。赤小豆味甘酸，性平，能夠補心、清心火，可以排膿散血，起到化解癰腫瘡毒的作用。《日華子本草》裡就說了：「赤豆粉，治煩，解熱毒，排膿，補血脈。」《本草綱目》

裡也有：「排癰腫膿血，治熱毒，散惡血……」赤小豆不僅可用於跌打損傷、瘀血腫痛，且對於一切癰疽瘡疥及赤腫（丹毒）也有解毒功用，像黃疸、腸癰都可以拿赤小豆做食療。

《朱氏集驗方》裡說：「此藥治一切癰疽瘡疥及赤腫，不拘善惡，但水調塗之，無不癒者。」這裡是將赤小豆研成細末，用水調勻外敷，可以用於各種癰瘡腫毒。《本草綱目》裡介紹一位和尚背部生瘡潰爛，用此法治癒。不過用水調和赤小豆粉，乾得較快，影響療效，所以可選擇用雞蛋清或蜂蜜調和。將赤小豆研末，用雞蛋清調好敷上，可治各種癰腫丹毒。

另外，赤小豆的藥性是下行的，入小腸經。心與小腸相表裡，二者經脈相連，氣血相求，病理上它們也相互影響，比如心火熾盛除了舌頭會長泡長瘡，還有小便赤短的症狀，因此治療上在清瀉心火時還能清利小腸之熱，所以赤小豆可以利尿，從這點上也能看出它行津液、利水、消腫的作用。

既是可以利水，就還有一個與其相關聯的作用——通乳，赤小豆可用於產婦乳汁不通的情況。《本草綱目》還指出赤小豆有「治難產，下胞衣，通乳汁」的功效；《婦人良方》還記載了一則醫案，說有一位產婦產後七天都沒有奶水，後來用五百克赤小豆煮粥食用，當夜就有了奶汁。所以乳汁不通，用赤小豆煮汁煮粥吃效果很好。

尿頻消瘦者，莫吃赤小豆

赤小豆藥性是下行的，有消腫利尿的功效，對於尿頻、小便清長的人來說自然是不適合的。

體瘦的人也不宜過食赤小豆。陶弘景說：「性逐津液，久食令人枯燥。」《食性本草》也說道：「久食瘦人。」我們知道肥胖和水腫都存在體內水濕過多的原因，藥物利水消腫的根本就是把這部分水濕驅逐排除掉。那麼相對於肥胖和水腫，消瘦的人如果再給他排水，「津液」匱乏了，就像缺了水的植物，不就乾枯了嗎？所以瘦人是不宜多吃赤小豆的。

我們說赤小豆可用於心火熾盛，關鍵在於一個「養」和「補」，是要求得一個平和，而非偏重於降心火。同時它又善行津液，這樣一來，陰虛津傷、內熱火旺的人也不能過量食用，否則就更損傷津液，陰虛火旺就更嚴重了。所以陶弘景說「病已即去，勿過劑也」，就是症狀（腫毒、水腫）好轉後，就不要再過多食用了。

此外《隨息居飲食譜》還講到「蛇咬者百日內忌之」。即被蛇咬了的人百天之內不要吃赤小豆。

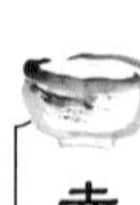

赤小豆養生保健食譜

赤小豆茅根湯，健脾除濕、消腫脹

赤小豆與薏米配伍，是大家熟知的利水祛濕搭檔，這裡再推薦赤小豆的另一個好夥伴——白茅根。

赤小豆一百克，白茅根五十克，先將赤小豆用溫水浸泡二小時，白茅根洗淨後切段，用紗布包起來，同淘洗淨的赤小豆一同放入沙鍋，加適量水煮，直到豆熟爛，揀去白茅根即可。

這道赤小豆茅根湯出自《補缺肘後方》。它的功效離不開赤小豆利水消腫這個大方向。白茅根性寒，涼血止血，清熱解毒，也可用於水腫和小便不利。兩者相配可健脾除濕，清熱利水，消腫除脹。適用於脾胃濕熱，津液聚積不下出現的水腫脹滿，尤其是下肢水腫，小便色赤短少，或伴有舌紅苔黃膩，納呆食少，腹脹便溏，神疲倦怠等症狀。在治療上還可用於肝硬化腹水和急慢性腎炎等。每日一劑，分二至三次喝湯食豆，見效後可停止食用。

赤小豆湯，最簡單的消腫方

將赤小豆五十至一百克淘洗乾淨，倒入沙鍋後加水浸泡二至三小時，再用慢火熬煮到豆爛湯稠就可以了。

《壽世青編》裡記載了這款赤小豆湯，做法很簡單，我們在家裡都能做。它可以清熱除濕，運脾和胃，利水消腫。脾虛不僅會導致水濕氾濫出現水腫，脾胃失調還會有厭食、腹脹、泄瀉、肢體困重乏力等症狀，這時記住赤小豆湯可以幫助你。每日一劑，可代茶飲湯食豆，連用七天。也可用於急慢性肝炎、慢性腎病、肝硬化等，並且夏天飲用有很好的保健效果。

需要注意的是，水腫還有一種是陽虛導致的，這種情況是不宜食用本方的。

白扁豆，健脾祛濕的「脾之穀」

白扁豆有個稱謂，叫做「脾之穀」。它味甘，性溫平，在補脾和中的同時，可以化濕消暑。因為它成熟於夏秋季，作為時令蔬菜，特別適合夏秋食用，這正對應長夏祛濕的養生特點。對脾虛濕盛出現的食少便溏、暑濕吐瀉、煩渴胸悶、食少腹脹和白帶過多等症，有很好的食療效果。

長夏祛濕的養生蔬菜

現在要講的白扁豆，和前面講的四種豆子有個最大的區別，那就是前面講的都是穀物，豆莢是不能吃的，而白扁豆屬於蔬菜，豆莢是可以食用的。每到夏秋季節，農家小院的牆上都會爬滿扁豆藤，掛滿扁豆莢。扁豆是深受喜愛的大眾蔬菜，嫩莢多炒食，而它的種子除了可以吃，還能入藥。扁豆的種子有白色、黑色和紅褐色，但入藥主要用白扁豆。

白扁豆是時令蔬菜，生長於夏秋季，而這時候，正可以發揮它健脾化濕的作用。現代人的生活中濕邪是無處不在，而夏天是最容易感受暑濕的時候。「春應肝而養生，夏應心而養長，長夏應脾而變化，秋應肺而養收，冬應腎而養藏。」從人體五臟與四季的對應關係來看，長夏與脾相對。長夏即是從立秋到秋分的那一時段，此時天氣多濕熱，濕為主氣。而脾屬土，最容易受暑濕而困，因此健脾化濕成了這時的養生關鍵，不妨多吃點白扁豆。

脾虛的症狀和健脾食物我們講了不少，但是這個白扁豆被李時珍稱為「脾之穀」：「白扁豆其性溫平，得乎中和，脾之穀也。止泄瀉，暖脾胃。」

白扁豆味甘，甘味入脾，正如《本草求真》裡所說：「扁豆如何補脾？蓋脾喜甘，扁豆得味之甘，故能於脾而有益也。」有一種化濕的方法是芳香燥濕，是說氣味芬芳、性偏溫燥的藥物具有化濕運脾的作用。白扁豆正是氣味芳香而性溫平，所以「能於脾而克燥」。此外還有：「脾得香而能舒，扁豆稟氣芬芳，故能於脾而克舒也。」

香味入脾，芬芳的氣味能夠使脾氣舒張運轉起來，得以健運。

如果脾氣不能健運，就好比運貨的車出現問題停運了一樣，水穀停在胃裡，就吃不下飯，等吃過飯後脾胃的負擔更重，腹脹就會很明顯，這都屬於脾胃虛弱了。「胃降則和」，胃氣是要向下的，主降濁，而脾胃一虛弱就可能發生胃氣上逆，這時人就會出現嘔吐。還有我們說的濕邪疾患，如水腫、大便溏泄、白帶過多等，也都是脾氣虛的表現。脾氣虛弱進一步發展還會出現脾陽虛。脾是靠陽氣升清的，把水穀精微吸收和上輸於心、肺、頭目，營養全身。脾氣虛了脾陽也無力升清了，所以脾陽虛是脾氣虛的進一步表現，另外也會因過食生冷或過用、誤用寒涼藥物導致。這時寒氣加重，還會出現腹痛、手腳冰冷等症狀。

白扁豆健脾，暖脾胃，又清暑濕，不管是以益氣健脾，還是對於夏天暑濕經常出現的嘔吐、腹瀉，白扁豆都有著很好的保健效果，因此可用於脾胃虛弱、食慾不振、大便溏泄、白帶過多、暑濕吐瀉和腹脹腹痛等症。

《本草分經》裡說白扁豆「中和輕清，緩補」，就是藥性不夠強勁。如果要加強它健脾止瀉的作用，最好炒製一下。將洗淨晾乾的白扁豆放鍋裡清炒，到顏色微黃有些焦斑時即可，用的時候再把它搗碎。炒白扁豆一般中藥店也有售。為什麼炒呢？將藥物炒一下，可以增加它的溫性，在健脾的基礎上加強了止瀉的效果。比如薏米也是健脾祛濕的，但它性涼，有的人吃了反而會加重腹瀉的情況，而炒過的薏米，就去掉了原有的涼性，可以健脾止瀉了。

白扁豆還有解毒的功效，《藥性論》裡說：「主解一切草木毒，生嚼及煎湯服。」《隨息居飲食譜》裡介紹，如果中了砒霜金石和各種鳥獸之毒，把白扁豆研末，用冷水調和後服下即可。當然還包括酒毒，如果用十至十五克白扁豆煎水，還可以解酒。

白扁豆最適合脾胃虛弱的人

白扁豆性味平和，一般人群都適合食用。尤其是脾胃虛弱的人，多吃一些白扁豆，可以健脾和胃。脾胃不好的人，在夏天特別容易遭受暑濕的侵襲，最常見的就是水腫和腹瀉，嚴重的還有痢疾。白扁豆解暑化濕，補虛止瀉，對脾胃有很好的養護作用。

脾胃虛弱的老年人也非常多，經常吃些白扁豆，特別是用粳米加白扁豆煮粥，保健效果是非常不錯的。

白扁豆健脾祛濕止帶，白帶過多的女性也可以多食。

鮮嫩的白扁豆最適宜炒著吃。陶弘景稱「其莢蒸食甚美」，我們把白扁豆蒸熟，像拌茄泥那樣拌著吃也不錯。作蔬菜還可以炸著吃，有道菜叫「炸扁豆魚」，在《陝西食譜》中介紹了它的做法：把嫩扁豆莢稍微用鹽醃製一會兒，然後蘸上雞蛋麵糊，入油鍋炸熟，形狀就像小魚一樣了。這和一些地區煎炸帶魚的做法很相似。然後再蘸點花椒鹽，香酥味美。

李時珍說：「嫩時可充蔬食茶料，老則收子煮食。」白扁豆的嫩莢炒菜清爽可口，那麼它成熟的種子就可謂是純粹的白扁豆了。可以將白扁豆煮熟搗成泥做餡料，與熟的米粉製成糕點和小吃。直接用白扁豆和粳米煮粥，是最經典健脾養胃的吃法，還可以在粥裡放些紅棗和蓮子，是滋補的佳品。

吃白扁豆的注意事項

大家都知道扁豆角炒不熟，吃了以後很可能發生食物中毒，在食後的幾小時內，有可能出現頭痛、噁心、嘔吐等現象。所以首先要注意，白扁豆不能生吃或未熟透食用。

其次是不能一次吃過多。《本草求真》裡記載白扁豆：「多食壅滯，不可不知。」豆類大多有益氣的特點，食用過多容易氣滯，讓人感到腹部特別脹，這一點前面講其他豆類時也提到過。所以白扁豆也不能一次吃過多，可以常吃，但一定要注意量。《本草新編》裡說：「味輕氣薄，單用無功，必須同補氣之藥共用為佳。」也就是說，白扁豆的保健作用緩和，如果出於治療需要，就要與其他同類藥物配伍，效果會更顯著。

另外，白扁豆也有忌食人群。《食療本草》中說「患冷氣人勿食」，陶弘景認為患寒熱病的人不能吃，《隨息居飲食譜》中說患瘧疾的人忌食。寒熱病指的也就是瘧疾，「冷氣」也是一種病症名，是由於體內氣虛生寒，臟腑被寒氣所困，表現為腹脹、腹痛，面色發青，手腳冰涼。或是怕冷、身體打顫、關節酸痛、咳嗽、聲音嘶啞等。

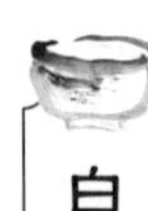

白扁豆養生保健食譜

綠豆扁豆飲，清熱解毒、健脾化濕的夏日保健品

白扁豆三十克，綠豆五十克，將二者洗淨放入沙鍋，加適量水，煮到豆子都熟爛即可，然後濾渣取汁備用。每日一劑，空腹時可以隨意飲用。這就是出自《壽世青編》的綠豆扁豆飲。

脾濕一遇到熱就變成了「濕熱」，「濕」與「熱」糾纏在一起，是很麻煩的。比如說，夏天天氣熱濕重，身體裡感受的濕氣若一直不退，就會鬱而化熱，就像身體裡正在遭遇三溫暖一樣，出現胸中滿塞發悶、口苦、濕疹、小便赤短、女性白帶渾濁黏稠等症狀。中醫認為，陰虛易生濕熱，所以陽熱體質的人也容易使濕「從陽化熱」。比如吃過多油膩的人愛上火，上火也表現為陰虛，這樣的人也容易出現濕熱，食慾下降，發熱頭痛。

這個方子，除了用於以上症狀，主要還適用於脾失健運、濕熱內盛出現的脘腹脹滿、霍亂吐瀉或食物中毒等。當然也可以當做夏日裡的日常保健品來飲用。

第四章

佐料餐桌：給健康加點味

- 「和事草」蔥，開竅醒腦、治療風寒感冒的良藥
- 生薑「還魂草」，通神祛穢、疆禦百邪的小人參
- 辣椒，除濕解結、開胃養心的佳蔬良藥
- 「天然藥王」蒜，驅毒殺菌、除病防癌的調味明星
- 「灶台良藥」醋，消食健胃、殺毒養肝的「苦酒」

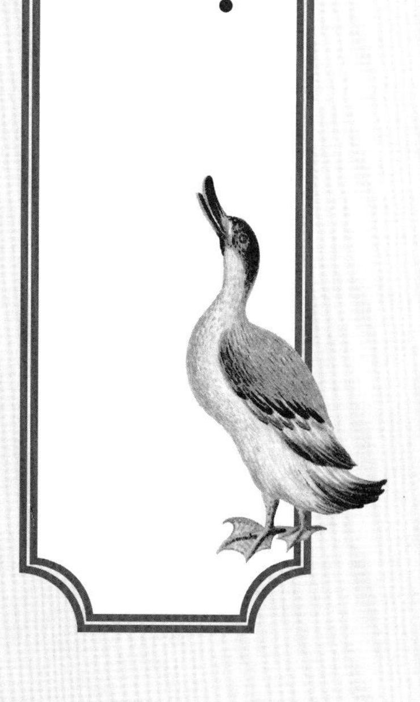

餐桌上的美味佳餚，總離不開五花八門的佐料。而這些佐料，不僅能增香提味，除腥除膻，還有祛病除邪的功效，是不可多得的良藥，展現出我國經過幾千年的錘煉積澱出的藥食同源的飲食文化，接下來我們就來說一說這些廚房裡的「藥」。

我們說廚房裡有「調味四君子」，哪四位呢？蔥、薑、蒜、椒，它們又被叫做「四辣」，可以說是廚房裡最常見的佐料了，相信誰家也離不了。它們共同特點是辛溫開胃和除腥解膩，生拌涼菜時加入它們來緩解涼菜的寒性。分開來說也是各具奇效，蔥能發汗解表，通陽解毒，可以治療風寒感冒，陰寒腹痛、腹瀉，鼻子不通的時候吃點蔥，能通竅。薑能解表發汗、溫胃散寒、化濕祛痰，而且還可以止嘔。吃魚、鱉、蝦、蟹的時候不能不放薑，因為它可以去除腥味，還可以解魚蟹之毒。大蒜是北方人離不開的，它通五臟，達諸竅，可以行氣滯溫脾胃，化冷除積、解毒消食。辣椒更常見，是辣味的代表，它能夠散寒除濕，還能夠開胃養心，解除體內的結氣，是難得的集蔬菜、佐料、中藥於一身的佳品。

說過這四君子，再講講「開門七件事」——柴、米、油、鹽、醬、醋、茶，說的可都是廚房裡的事，而其中有三件是佐料，當然，這鹽、醬、醋也是可以入藥的。

鹽是誰也離不了的，鹹味是五味之一，是烹飪的主味和基礎味，有「百味之主」

之說。鹽不僅是鹹味的主要代表，它還可以有補心潤燥、滋陰涼血、瀉熱通便、解毒引吐的功效，另外它還能消腫止痛、止癢。

醬是做菜的常用調味料，為什麼古人認為生活少不了它呢？因為它是食物的解毒劑。《日華子本草》中講道「殺一切魚、肉、菜蔬、草毒；並治蛇、蟲、蜂、蠆等毒」。做菜的時候常用醬來佐食，一是味道好，二就是有這個效果了。同時醬還能清熱去燥，《別錄》中說它「主除熱，止煩滿，殺百藥、熱湯及火毒」。

醋就更不用說了，中醫稱之為苦酒。它是酸味的代表，可以醒脾開胃、促進食慾，消食化積，也可以除腥解毒，去魚、蝦、蟹的腥氣，解魚、蟲之毒。醋還有一定的殺菌作用，生活中常常用薰蒸醋來清潔空氣。

說到這兒，不能不提一下料理酒。料理酒也是常見的調味料，過去都用黃酒，用上等糯米、黍米，以麥麴和藥酒進行糖化和酒精發酵，用罈子密封貯藏，儲存的時間越長，酒味越醇香。料酒能夠活血祛寒、通經活絡，能有效抵禦寒冷刺激，預防感冒，還可以補血養顏。

說起佐料就不能不說香料，平常總提五香，五香豆，五香肉，哪五香呢？指的就是茴香、花椒、大料、桂皮、丁香等五種調味香料。另外又有十三香，指的也是紫蔻、砂仁、肉蔻、肉桂、丁香、花椒、八角茴香、小茴香、木香、白芷、山柰（沙薑）、良薑、乾薑等各具特色香味的中草藥物，這些佐料香味濃厚，可以合用，也可以分開使用。

下面說說有代表性的幾味。

小茴香又叫懷香，從名字上就能看出它的特點。它的芳香特異，種子作為香料，煲湯燉肉都少不了，能使湯和肉的氣味濃重，誘人食慾，它鮮嫩的莖葉也是常見的蔬菜。在藥用方面，小茴香辛、溫，行氣止痛、溫中散寒，還能促進胃腸蠕動和消化液分泌，排除腸內氣體。

桂皮又叫肉桂，可以增加肉的鮮香味，是煲湯燉肉不可缺少的香料。它性味辛甘大熱，能夠補腎陽，通血脈，暖脾胃，除積冷，還能排除積氣，緩解痙攣性疼痛。

花椒又叫川椒，但並非四川獨有，做肉類一般都要用到它。花椒的性味辛、溫，能夠溫中散寒，除濕止痛，還可以驅蟲健胃、利尿消腫，外用能夠治療陰癢瘡疥、皮膚皸裂、凍瘡等。

八角茴香又叫大茴香，北方經常稱之為大料，是人們較為熟悉的一味香料。它聞起來芳香，嘗著略有甜味。功效和小茴香相近，有溫中開胃、祛寒療疝的作用。

丁香的花蕾用做調味料的一般是乾品。香味濃郁，嘗起來會感覺舌頭發麻，它具有暖胃、止呃逆、驅風、鎮痛的功效。

除了這些，還經常用到陳皮，陳皮和我們說的橘子皮還是有區別的，「陳」指的就是年頭長，曬三年以上的才能稱為陳皮。它可以排除腸內積氣，促進消化液分泌，並有祛痰作用，燉肉的時候放些，格外清香。

除此之外，砂仁可以健胃消食；山柰能溫中化濕、行氣止痛；白豆蔻可以行氣理氣，暖胃消食；香葉能增香去異味，促進食慾。還有許多就不一一列舉了。

「和事草」蔥，開竅醒腦、治療風寒感冒的良藥

蔥味辛，性溫，歸肺經、胃經，最早記載於《神農本草經》，在馬王堆出土的帛書《五十二病方》中就被當作藥用。受了風寒患了感冒，可以用它來解表發汗；孔竅閉塞，可以用它來開孔通竅；體內陰邪阻滯，可以用它來打通陽氣；受了外傷，可以用它來消毒殺菌，止血止痛；另外它還有壯陽等功效。

蔥是保健袪病的「菜中老大」

說起蔥，那可是和咱們老百姓的生活息息相關的食材。東北人餐桌上最常見的是大蔥蘸大醬，山東人最常吃的是煎餅卷大蔥。單就咱們的「八大菜系」來說，雖然是

烹調技藝各具風韻，菜餚特色各有千秋，但有一點是共同的，那就是缺什麼都不能缺蔥，所以古人管蔥叫「和事草」。

當然了，在中醫大夫的眼裡，蔥不僅是蔬菜和調味品，還是一味重要的中藥。這一點，從蔥的另外一個名字——菜伯上就可以看出來。什麼叫「伯」？在傳統文化中，如果家裡有四個兄弟，人們會依次稱為「伯仲叔季」，老大稱為伯。而中醫給蔥取的名字叫「菜伯」，也就是認為蔥是菜裡的「大哥」。

那麼，這個大哥級的食材具有什麼樣的養生保健功效呢？

蔥最常用的一個功效要算是發汗解表，治風寒感冒了。如果不小心受了風寒，又不是很難受的情況下，是不必去看醫生的，這時候只需要用蔥白和生薑煮水喝，就可獲得治療風寒感冒的功效。

蔥為什麼具有這些功效呢？

首先，蔥屬於溫熱一類的食物，就像烤火能夠禦寒一樣，吃溫熱的食物自然能夠起到抵禦寒邪的目的。

其次，從五味上來劃分，蔥屬於辛味食物，辛味食物具有通而散的特點，而風寒感冒的一大特點是風寒束表。所謂束表，就好像穿了一件緊身衣，感覺自己被緊緊勒住透不過氣一樣，吃辛散的食物，就是要突破風寒的這層包圍。

另外，從五色上來說，蔥入藥的部分主要是蔥白，白色入肺經，肺主皮毛，皮膚毛孔被束住了，只有把肺的防衛功能加強了，方可把束表的寒氣驅逐出境。實際上，我國北方多用大蔥，而南方常吃小蔥，也和蔥的這種功效有關。因為北方天氣寒冷，皮膚毛孔容易閉塞，而大蔥可以開發毛孔，透邪外出。南方天氣炎熱，就不用吃大蔥來開孔通竅了，吃點小香蔥調調味道也就可以了。

蔥的第二種功效是醒腦開竅。有孩子的人常常會有這樣的經驗——老師家長們在諄諄教導，可孩子卻表情木訥、置若罔聞。等停下說教問他：「知道了嗎？」孩子卻一臉迷茫：「你說什麼？」這時候有些急躁的家長就會忍不住罵孩子：「你怎麼這麼不開竅呀！」這裡說的「開竅」指的是孩子們發育不成熟，精氣還沒有充實起來，清氣不能上升到耳竅，所以會表現遲鈍，隨著年齡的增長，孩子慢慢就會「開竅」懂事了。不光是孩子，成年人如果總感覺糊裡糊塗的，頭暈、頭疼，甚至是昏昏沉沉，這也是不開竅所導致的。這個時候怎麼辦？很簡單，多吃點蔥就可達到開竅醒腦的目的。

蔥的異體字為「蔥」，李時珍說：「蔥從囪，外直中空，有囪通之象也。」而蔥與聰同音，且蔥葉中空，與煙囪相似，像過去兒童入學，常常要到書院拜孔夫子，供品中必有蔥，就取其聰明通達、開竅醒腦之意。

另外，蔥還有一種功效——壯陽。在酒桌上常聽人說，每頓一棵蔥，能挺十分鐘。實際上不能挺十分鐘的原因太多了，因此吃了蔥也不能保證你就能挺十分鐘以上，但蔥能夠壯陽的作用卻是毋庸置疑的。

蔥還能夠外用，我們知道古代是沒有消毒水的，那受了外傷怎麼辦呢？這時候蔥就能派上用場了。比如說唐朝有個骨傷科的名醫藺道人，他在書中記載說每次在做手術或者上藥包紮前，都要用蔥煮水來沖洗一下皮肉破損的地方，用的就是蔥清潔消毒的功效。

蔥外用還能夠止血止痛，我們看武俠小說，裡面總提到金創藥，其實在過去，蔥就被當作金創藥來用。隋代僧醫梅師的《梅師方》中寫道：「金瘡出血不止，取蔥炙令熱，抑取汁，敷瘡上，即血止。」意思是把蔥燒熱，或者取汁，敷傷口就能夠止血。另外還有人在出血疼痛的時候，把蔥白和砂糖一起研成糊狀，塗在損傷的地方，用來止痛。

我們這裡講的僅僅是蔥的功效的一部分，歷代文獻和民間流傳下來的經驗方中，都有很多將蔥用於醫療保健的妙用，可見蔥雖看似平常，實在是很有益於我們身體健康的食材。

體熱、表虛者切忌吃蔥

由於蔥性溫熱，不適合體內熱重者，如患有肺熱燥咳、胃熱嘔吐、痔瘡出血、痛瘡潰爛等內熱疾病的人就不要吃蔥了，以防熱上加熱，加重病情。

蔥能夠解表發汗，所以不適合表虛者食用。表虛最大的特點就是汗多。比如有些人並不熱，也沒幹什麼活，也沒吃什麼辛辣的東西，但汗就自己往外冒；還有些人早上睡覺醒來，發現床單都被汗濕了，這種自汗、盜汗的現象往往都是表虛的表現。這樣的病人本來就易出汗，帶走了體內陽氣，使體溫下降而發冷，如果再吃能打開毛孔發汗的蔥，病情當然就會加重。同樣道理，由於蔥易發汗對汗腺的刺激較強，有腋臭的人在夏季應慎食。

雖然蔥能夠開胃，促進消化，但是它的刺激性比較強，所以患有胃腸道疾病特別是潰瘍病的人不宜多食。

蔥重搭配才可散寒調味

蔥通常用來和寒性食品搭配，如魚、蝦、蟹、田螺等，必須加蔥同燉同煮，才可以散寒去腥；鴨性寒冷，煮時應加蔥結；用蔥薑豆豉煮食各種海鮮，有驅寒調味之功，尤其是烹製貝類應多放蔥，它不僅能緩解寒性，還能避免食用貝類後會產生的咳嗽、腹痛等過敏反應。

蔥作佐料時多用於葷、腥、膻以及其他有異味的菜餚、湯羹。它可以壓制、祛除禽畜內臟和蛋類的腥膻異味，也能祛除豆類腥味和土氣味。

蔥作藥用時常常連鬚食用，所謂「連鬚蔥白」指的是要帶著蔥白底下白白細細的蔥根一起使用，因為蔥根也是一味很好的藥材，可以驅風散寒、解毒止頭痛。

吃蔥要抓時機，農曆正月生長出來的蔥是一年中營養最豐富、最嫩、最香、最好吃的。此時的大蔥正好適應了天地陽氣上升之性，其溫通作用更強，可以把陽氣通行到四肢百骸，祛退陰邪，恢復生機，把人體胃腸的污垢、邪氣清除出去。

大蔥雖好但食用時還是要有些注意事項。古人說「蜜反生蔥」，蜂蜜與蔥同食會產生對人體有害的物質，容易導致腹瀉、胃腸不適。

蔥性溫，所以和狗肉、公雞肉這種性溫的食物一起吃，很容易上火，如鼻炎患者吃蔥燉狗肉很可能會加重病情。

服食中藥時應注意，看看藥性是不是和蔥有抵觸，比如六味地黃丸的功效和蔥正好相反，如果二者同時吃的話，會抵消藥性。

中醫有「薰辛害目」的說法，是指蔬菜中有臭味、辣味的，會有損視力。生蔥吃多了會對視力不利，視力不好者要少吃。

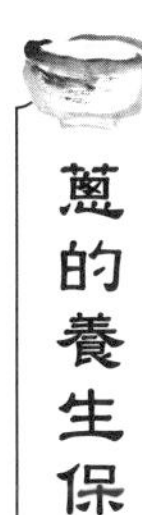

蔥的養生保健食譜

蔥豉粥，餐桌上的感冒止痛藥

取蔥白三根，豆豉十克，大米一百克。把豆豉、大米淘先乾淨後一起放入鍋中，加清水煮粥，等粥熟的時候，再加入洗淨並切成細段的蔥白，接著煮二、三分鐘，這道蔥豉粥就做好了。

這道粥用的是廚房中常見的兩種佐料，看似簡單卻大有來頭。它原載於晉代《肘後備急方》中，還出現在宋代《太平聖惠方》中。李時珍在《本草綱目》稱它能發汗解肌。解肌是指解除肌表之邪，病邪一去，肌肉酸疼的症狀也就消失了。所以這道湯可用來治療外感風寒造成的感冒、頭身疼痛等。

其實豆豉也是一味中藥，有解表除煩、和胃解毒的作用，和蔥搭配在一起，尤其是又與粳米煮成粥，不僅能增強發汗的功能，還可以補充人體發熱汗出時丟失的水分，同時兼顧到了胃氣，在汗出熱退的同時讓人的正氣不受損傷，這也是歷代醫書都推崇這道粥的原因吧。另外服食這道粥後，如果能蓋上被子睡一覺取汗，效果會更好。

防風粥，適合老人孩子的祛風解表方

取防風十克，蔥白二根，粳米三十至六十克。首先將防風、蔥白一同煮水，水開後去渣取汁。然後用粳米煮粥，等粥快熟時倒入煮好的防風蔥白汁，接著煮成稀粥即可，趁熱一次服完，粳米的用量可以根據患者的食量來調整。

這道粥出自唐代孫思邈的《備急千金要方》。從方名上我們可以大致看出它的功效來，防風古代又叫作「屏風」，意思是它能禦風如屏障，向來是治療風、寒、濕邪造成病痛的要藥。我們都知道風隨草偃，俗語也說「牆頭草，隨風倒」，意思是風朝哪個方向吹，草就朝哪個方向偏。可唯獨防風不同，它能傲立風中，靜止不動，古人發現它這個特點，就用它來作為抵禦風邪的藥。實踐證明它不僅能防止外界的風侵入人體，還會把已經侵入人體的風邪驅趕出去。如果再輔以蔥白，可助其發散解表之力，前人認為這兩者搭配能行周身，因此兩藥協作藥效更強，所以這道粥可以祛風解表，散寒止痛，主要針對外感風寒夾濕所致的病症，如風寒感冒、惡寒發熱、頭身疼痛、風寒濕痹、骨節酸痛等。

防風素有風藥中的潤劑之稱，味甘質潤，微溫不燥，作用緩和，尤其適合老人、小兒以及體弱者服用。

生薑「還魂草」，通神祛穢、疆禦百邪的小人參

薑又叫生薑，味辛，性溫，歸肺、心、胃、脾經，它可以抵禦風寒，治療感冒；能矯正食物寒性，調理寒性病症；薑屬黃色食物，可以健脾胃，助消化；性味辛溫，可以開竅「通神明」；薑還可以止嘔，被稱為「嘔家聖藥」。另外，薑還是半夏等中藥的解毒藥，真不愧是廚房裡的「保健醫生」。

薑是廚房裡的「保健醫生」

提起薑來，相信只要你在家經常做飯，一定能在廚房中找到幾塊薑。別看它長得歪歪扭扭，可它的作用卻不容小覷。不管是素食葷餚，還是生拌熱炒，薑都可添香留

辣、消除腥膻；不管是切塊、切片，還是切絲、搗末，菜中加點薑，包準讓你食慾大增。

薑不僅是調味聖品，也是養生祛病的中藥。其實它的名字就和它的藥用功效有關，北宋王安石說「薑能疆禦百邪，故謂之薑」，什麼是疆禦呢？萬里長城就是最大的疆禦系統，古人的意思是說薑能抗禦各種病邪，多吃些薑，就像是建起了一道人體的疆禦長城，把前來侵犯人體的病邪全都擋在外邊。也正因為它保健除病的功效顯著，所以人們常常拿它和仙草人參相媲美，民諺就有「十月生薑小人參」之說，更有甚者還美其名為「還魂草」，把薑湯叫作「還魂湯」。雖然說吃薑能夠還魂有些誇張，但薑的確有許多養生保健的功效，相信提起它來你也會豎起大拇指直說好，那麼生薑的具體功效有哪些呢？下面就來說一說。

大家都有這樣的經驗，在外面淋了雨，或者受了風寒，回到家喝上一碗熱呼呼的薑湯，身體頓時就會感到非常舒服。為什麼薑湯能夠抵禦風寒，治療風寒感冒呢？薑是走表的，它味辛性溫，可以散寒發汗，疏通因受風邪寒邪侵入而阻滯的氣機，所以風寒感冒可以用生薑，再加些紅糖趁熱服用，不一會就有一股熱流流遍全身，體內的風寒往往能夠得汗而解。

也正是因為薑性偏溫熱，所以可以調矯食物的寒性。比如人們吃螃蟹時，往往要搭配些薑末做佐料，這就是因為螃蟹性寒味腥，而薑既可中和寒性，又可消除腥膻，能夠防止寒傷脾胃，避免消化不良。同樣的道理，身有寒證之人，應該常常吃些薑來調矯體內的寒涼。

從五色上講，薑屬於黃色食物。黃色屬土，按照中醫五行的理論，它是入脾胃的，能夠健脾胃，助消化。如果胃不好，可以每天早上用生薑水沖個雞蛋空腹喝下，既能散掉胃中的寒氣，還能夠提供給腸胃溫和的滋養。

薑可壯陽，所以許多男性朋友特別喜歡吃薑，自古有「男子不可百日無薑」之說。其實薑這麼好，百日都嫌多了，就拿萬世師表的孔子來說，頓頓都離不開薑。《論語‧鄉黨》中就記載了他「不撤薑食，不多食」的愛薑情結，後來據朱熹注解，這是因為「薑能通神明，去穢惡，故不撤」。通神明就是提神醒腦，辛辣之物可以開竅，竅開則氣血暢通，自然神清氣爽。比如有人在夏天中暑昏倒了，可以給他灌一杯薑汁，很快就能醒過來。

薑可以化痰、祛痰，也可以刺激胃液分泌，幫助消化，排除淤積體內的毒素，同時薑還能夠解毒，比如魚、蝦、禽肉中毒，或者誤食木薯、野芋頭、野蘑菇或者生半夏、生南星等藥物之毒都可以用薑來解毒，可以說薑就是人體的清道夫，把人體內的污穢掃除得乾乾淨淨。

薑可以止嘔，被稱為「嘔家聖藥」。其實我們生活中常常就用到它的止嘔功效，比如沿海地區的漁民出海時嘴裡常常嚼著糖或鹽醃製的生薑，經常暈車的人在乘車前喝些薑水，在乘車途中含幾片薑，都可以抑制暈船暈車造成的嘔吐。

在市場常見的薑有兩種，嫩者稱紫薑、子薑，老者叫老薑、老生薑。有句俗話叫「薑還是老的辣」，這裡面還真有些你該瞭解的道理。

我們通常食用的是薑的根狀莖，而薑在種植上也要靠這部分作為種薑。種薑栽到地裡以後，就像哺乳的母親一樣把養分奉獻出來供發芽長苗；薑苗長到一定程度後才開始反哺，把自己從外界獲取的養分源源不斷的運送回給種薑。經過這個過程的種薑有兩年的養分積累，生理上年齡較老，通稱「老薑」；而新生成的根狀莖，生理年齡只有一年，通稱為「嫩薑」。老薑中的薑辣素含量高，所以口味更辣，其調味品質和營養價值都遠遠高於嫩薑，因此我們作為養生保健來用時，應該選擇老薑。

體寒胃寒者最適合吃薑

體質偏寒者通常會有平常怕冷、手足發涼、吃冷食後易腹瀉等症狀，這些人很適合多吃薑，因為薑性溫，可以用來溫中驅寒。

有喜食熱飲、乾嘔清水等症狀的人食用生薑比較合適。尤其是夏天，人們喜涼，經常吃些冷飲和涼性的水果，造成寒涼侵胃，這時及時喝點薑糖水，有助於驅逐體內風寒。

俗話說「飯不香，吃生薑」，當吃飯不香或飯量減少時，可以吃上幾片薑或者在菜裡放上一點嫩薑，都能改善食慾，增加飯量。

內熱陰虛者吃薑，會火上澆油

陰虛體質的人絕對不能吃薑。陰虛就是燥熱體質，表現為手腳心發熱，手心有汗愛喝水，經常口乾、眼乾、鼻乾、皮膚乾燥、心煩易怒、睡眠不好，而薑性味辛溫，陰虛的人吃薑會加重陰虛的症狀。

內熱較重者，如患有肺熱燥咳、胃熱嘔吐、口臭、痔瘡出血、痛瘡潰爛等疾病的人不宜食用生薑。如果是熱性病症，食用生薑時一定要配伍寒涼藥物中和生薑的熱性。

一般情況下，肝炎病人是忌吃薑的，因為常吃薑會引起肝火旺。想要克制吃薑引起的肝火旺，可以同時選擇一些疏肝理氣的食物，比如用山楂、菊花泡茶喝，這樣就可以消除生薑引起的燥熱。

很多人都把薑外用來治療脫髮，的確，薑味辛性溫，能夠增加局部的血液循環，刺激毛囊打開，促使毛髮再生。但要注意脫髮屬熱性疾病，薑用久了會生熱，用熱性藥治熱性病，和中醫講究的「熱病用涼藥」原則是相衝突的，所以應儘量少用。

薑皮去留有講究

有些人吃薑時習慣把薑皮去掉，這種習慣好不好呢？有句話這麼說：「留薑皮則涼，去薑皮則熱。」原來薑肉與薑皮的性味功效並不相同，薑肉性溫，可發表健胃、止嘔解毒；薑皮性涼，能夠行水、消腫。通常做菜的時候，為了保持薑的藥性平衡，發揮它的整體功效，建議不要刮掉薑皮，而在做寒涼性菜肴時需要用薑來調和寒性，這時就不要用帶皮的薑了。

薑在藥用上是否留皮，要根據實際情況來判斷。如果用它治療風寒感冒，最好去皮，因為薑皮性涼且能止汗，不利於解表發汗。同樣的道理，治療脾胃虛寒引起的嘔吐、胃痛等不適時，也應去掉薑皮。那什麼時候用薑皮呢？薑皮「利水」，用來治療水腫時就要用帶皮薑，如果水腫患者體內有熱，比如有口腔潰瘍、口臭、便祕等症狀時，最好只用薑皮，不用薑肉，以免熱上加熱、火上澆油。

薑的吃法靈活，可以做主菜，也可以做佐料，還可以用糖或鹽醃製成薑糖和小菜。有個說法叫「嫩薑炒菜，老薑熬湯」，因為嫩薑辣味小，口感又脆又嫩，用來炒菜、醃製可以說是恰到好處。老薑味道辛辣，熬湯、燉肉時用它作調味品再好不過。老薑的藥用價值高，如預防感冒或者做藥膳時，就一定要用老薑。

嫩薑不能久放，最好先用保鮮膜包覆再冷藏，不宜超過兩週。老薑多常溫保存，過去貯藏於乾沙堆裡，現在可以拿報紙包好，也可放在米桶裡存放。

秋不食薑，夜不食薑

古代醫書中有「一年之內，秋不食薑；一日之內，夜不食薑」的警示，這是有一定道理的。元代醫學家李東垣說：「蓋夏月火旺，宜汗散之，故食薑不禁。辛走氣瀉肺，故秋月則禁之。」意思是秋天氣候乾燥，燥氣會損傷肺臟，這時再吃薑等辛熱之物，會加重人體的燥熱，所以會有「夭人天年」的危害。那為什麼夜不食薑呢？李東垣也做出了解釋，他說夜裡是陽氣收斂之時，天地之氣都閉合了，而薑性溫味辛主發散，這和自然規律不符，就好像我們應該夜裡睡覺，白天工作，可有些人偏偏反過來，這自然會對健康造成損害。當然，有病需要用薑還得用，關鍵是要掌握一個度。

生活中有人喜歡往酒裡放薑，這其實是個誤解。中醫認為，久食薑並同時再喝酒，容易在體內形成積熱，這樣不僅會使眼睛出問題，還會使痔瘡加重。但在飲用黃酒時可以加一些生薑，因為薑可調黃酒的苦味，但注意要少量。

另外，有的人說「爛薑不爛味」，用爛薑來調味，這是不對的。薑腐爛後會產生有毒物質黃樟素，有可能會誘發肝癌、食道癌等疾病，所以要避免食用爛薑。

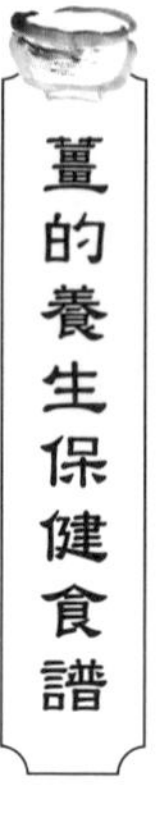

溫肝補血、散寒暖腎的當歸生薑羊肉湯

取當歸四十五克，生薑四十五克，羊肉五百克。先把羊肉洗淨、切塊，用開水汆燙過，去掉血污瀝乾；然後再把當歸、生薑分別用清水洗淨，把生薑切片。接著將上面所有的材料一起放到沙鍋裡，加開水適量，先用武火煮沸後，再改用文火煲二至三小時至肉爛湯濃，去藥渣，吃肉喝湯。

這道當歸生薑羊肉湯是沿用了兩千多年的中醫名方，是漢代醫聖張仲景創製用來治療婦女產後虛寒腹痛的，記載於《金匱要略》之中。張仲景同時提出如果體內寒重，可以加重生薑的用量；痛多並伴有嘔吐，可在湯中加入陳皮、白朮。

從這湯的用料上我們就能看出它的滋補功效，生薑溫陽散寒，當歸養血活血，羊肉補虛生血，三者合一，能夠養血活血、溫陽散寒。有寒性疝氣、腹痛怕冷、血虛乳少的人最適合食用，也是平常用來溫肝補血、散寒暖腎的保健名方。如果您長期勞累、精神緊張或長期處於陰冷潮濕之地，都不妨試試這道湯。作為虛寒體質調理的藥膳，如果你覺得藥味太重，可以減少當歸與生薑的用量。

不過要注意，羊肉屬於腥膻發物，可能會使舊病復發或新病加重，所以如患有皮膚病、過敏性哮喘以及某些腫瘤的病人，要慎食；平時容易上火、怕熱、口腔潰瘍、手足心熱的人，以及感受風熱外感、發熱咽喉疼痛者，也不適用。

薑汁牛乳茶，補虛潤腸的保健飲品

取鮮牛奶二百毫升，韭菜汁五十毫升，生薑汁十五毫升，白糖適量。做法很簡單，就是把薑汁、韭菜汁沖入牛奶中一同煮沸即可。每日二劑，早晚空腹溫服。

這道茶方出自元代朱震亨所著的《丹溪心法》，它具有怎樣的功效呢？我們不妨來看看用料。牛奶有營養大家都知道，不僅如此，它還可以潤肺養胃、潤腸通便、補虛解熱。而韭菜為辛溫補陽之品，能溫補肝腎，因此有「起陽草」之稱，同時它又被稱作「洗腸草」，可以潤腸通便。這樣幾種材料加在一起，就組成了一道可潤膚通便、益氣補血的保健茶，如果出現體虛造成的大便祕結，比如病後、產後出現了便祕，或者是老年性的便祕，都可以試試這道茶。同時它對小兒吐奶，反胃、噎嗝也有療效。我們說它補氣益血，所以可以作為慢性虛勞性疾病的食療方法，而且常人如果把它當作保健飲料經常飲用，會對身體大有裨益。

辣椒，除濕解結、開胃養心的佳蔬良藥

辣椒味辛，性溫，歸心、脾、胃經。它可以開胃消食，散寒除濕，行血消瘀，導滯、快大腸。清代末年的《清稗類鈔》記載：「滇、黔、湘、蜀人嗜辛辣品」、「無椒芥不下箸也，湯則多有之。」這些地方氣候濕熱，多吃辣椒可有效除濕。

辣椒是處方外的良藥

說起辣，我們的腦海中馬上出現的一定是辣椒，雖然蔥、薑、蒜和芥末等也都有辣味，但它們誰也替代不了辣椒這個辣味首席代表的地位。愛吃辣椒的人聽到「辣椒」兩個字就會不自覺地吞口水，雖然被辣得嘴發燒、淚直流、汗透衣衫、氣喘如牛，心裡卻覺得酣暢淋漓，大呼過癮。

的確，辣椒除了是大家喜歡的蔬菜佐料，它的藥用價值也毋庸置疑。但它味辛，性大熱，和大蒜一樣性味過重過厚了，所以一般不出現在中醫處方中，不過雖然如此，仍不影響它作為佳蔬良藥來造福於人。

辣椒具體有什麼功效呢？中醫說它能開胃、消食、導滯、快大腸。相信大家都有體會，餐桌上有辣椒的時候吃飯特別香；有時候沒胃口，飯量減少了，就吃點辣椒，嘴裡馬上口水就多起來了；同時它也會增加胃液分泌，加速胃腸蠕動；它還能抑制腸內異常發酵，排除消化道中積存的氣體，並解除腸道的痙攣，這就是所謂的「快大腸」了。

辣椒可以散寒除濕。俗話說：「湖南人不怕辣，貴州人辣不怕，四川人怕不辣，湖北人不辣怕。」為什麼南方人，尤其是長江中上游那幾個省的人特別能吃辣呢？這和當地的環境氣候有關係，這些地方水域又多又廣，陰雨多，濕度高，晝夜溫差大，所以人們體內容易鬱積濕氣。比如說四川，在那裡過過冬的北方人會有這樣的體會——在北方天再冷，風再大，多穿一些，捂得嚴實點就不會感覺太冷了。但是在四川總覺得那種冷是貼著皮膚的，是從身體裡面往外鑽的濕冷。而辣椒可以散寒除濕，正好和當地人濕氣內蘊的身體狀況相對應。吃飯時吃點辣椒，馬上就心跳加快，血行加速，毛孔張大，汗腺張開，一陣子熱汗痛快淋漓地流出來，身上的寒氣、濕氣就被驅趕出體外，全身感覺熱呼呼的，有說不出的舒服。

喜歡吃辣的人都鍾愛紅辣椒，那顏色看起來就讓人有食慾。按照中醫五行學說，紅色為火，為陽，紅色食物可入心、入血。辣椒也一樣，對我們的心臟和血管有很好的保健作用，可以行血、消瘀、導滯。它能擴張血管、促進血液循環，又能柔和血管壁，常食辣椒可降低血脂，減少血栓的形成，對心血管系統疾病有一定的治療作用。同樣，我們外用辣椒也是利用它對血管的刺激，使血管擴張，加快血液循環，同時刺激神經，緩解肌肉疼痛，所以通常人們都外擦辣椒來治凍傷、凍瘡或者跌打扭傷所引起的皮下瘀血腫痛。

辣椒還有一大功效——解結氣。我們體內氣機運行不暢的狀態就是結氣。我們常說情志致病，比如常見的「肝氣鬱結」，肝有疏泄作用，喜舒暢而惡抑鬱。平常心情不好，或者壓力過大，常處緊張和憂鬱之中，都會造成肝氣鬱結，很容易導致人體出現氣滯血瘀、內生積塊的情況，像乳腺增生、子宮肌瘤等疾病都與肝氣不舒有一定的關係。辣椒可以解結氣，其實我們常用到這個功能，只不過你沒有意識到。比如有時候心情不好，去川菜館、湘菜館吃一頓辣椒宴，要不就「赴湯蹈火」地吃一頓麻辣火鍋，之後就覺得渾身舒暢，心情也輕鬆了許多，體內的結氣自然也就隨之而解。現代醫學也證明辣椒能夠促進大腦分泌腦內啡，而腦內啡會使人感到輕鬆和興奮。

辣椒雖好禁忌多

辣椒好處多，但禁忌也多。前面說過辣椒性味過厚過重，又是入血的，上入人的嘴巴，下過人的肛門濁竅，所以吃得太多，嘴裡容易生瘡，也有可能會便血或者肛門疼痛，所以痔瘡患者一定要注意少食。

辣椒性大熱，過量食用則易生火、散氣耗血，同時還會抵消清熱涼血及滋陰藥物的功效。所以有發熱、鼻出血、口乾舌燥、咽喉腫痛、便祕等熱證者要忌食。雖然可以發汗，降體溫，但辣椒一般不用來治感冒，尤其是風熱感冒病人吃了會使咽喉腫痛、口乾鼻燥等情況加重。

眼病患者不要吃辣椒。葷辛害日，視力不好或者患有紅眼病、角膜炎等眼病者，吃辣椒會加重病情。在治療過程中，大量食用辣椒、大蒜、洋蔥等辛辣食品，會影響治療效果。

腸胃功能不好時不要吃辣椒。辣椒刺激性太強，雖能增進食慾，但腸胃功能不好時，或患有胃潰瘍、食道炎時再吃辣椒，會加重病情。

產婦產後要慎吃辣椒，因為貪吃辣椒不但會使你自己出現口舌生瘡、便祕、痔瘡等上火症狀，還會通過哺乳加重嬰兒的內熱，所以產婦飲食宜清淡，忌辛辣燥熱。

甲亢病人要遠離辣椒，因為患有這種病本來就容易心動過速，吃了辣椒後心跳會更快。除此之外，經常吸煙、喝酒的人，還有小兒也要少吃辣椒。

辣椒外用可以治凍瘡。但如果不是凍瘡，而是其他以濕熱為主的瘡瘍腫痛，再吃辣椒或者擦辣椒則會使紅腫熱痛更加嚴重，要注意。

另外吃辣椒要量力而行，可不能因為逞能，或者為了過癮不顧身體的承受能力，而影響身體健康。

吃辣配酸可敗火

生辣椒雖然營養更豐富，但刺激性過強，所以最好還是煮熟了吃。吃辣椒一定要注意選擇，注意搭配。建議少吃麻辣，多吃酸辣的菜品，為什麼呢？酸味能解毒，還能中和鹼性的辣椒素，所以覺得太辣了，吃點醋，就不那麼容易上火了。做辣菜的時候要儘量搭配可瀉熱潤燥、性涼滋陰的食物，蔬菜如苦瓜、絲瓜、黃瓜等，肉類如鴨肉、鯽魚、蝦等。

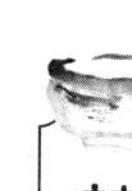

辣椒養生保健食譜

豆腐皮包辣椒，溫中散寒、開胃消食的家常菜

辣椒吃法很多，也不複雜。下面介紹的這道豆腐皮包辣椒也很簡單方便，用料就是辣椒粉和常用來炒菜的豆腐皮。做法就像山東的大餅卷大蔥一樣，把新鮮的熱呼呼的豆腐皮攤開，倒上一克辣椒粉，然後把豆腐皮卷起來，每天趁熱吃上一點，能夠溫中散寒，開胃消食。

這個食療方子出自《醫宗彙編》，適用於寒滯腹痛、嘔吐瀉痢等症。為什麼選擇豆腐皮呢？豆腐皮性平味甘，可以養胃、解毒，又可清熱潤肺、止咳消痰、止汗。它易消化、好吸收，是一種老、幼、婦、弱皆宜的食用佳品，用它來配合辣椒，每天吃一份，保準你寒滯不再，胃口大開。

花椒辣椒湯，治療風濕的食療驗方

風濕是一種常見病，那種痛苦是用語言難以描述的，而且很多人都是久治難癒。其實我們可以通過食療的方法來應對，比如這道民間驗方花椒辣椒湯。

取花椒十克，大棗十枚，辣椒五個，洗淨後一同放入鍋中，加入清水，用文火燉成湯即可，每日服一劑，服二次。

辣椒能夠祛濕除寒，花椒也不簡單，它同樣可以溫中散寒、除濕止痛，同時又有芳香健胃、殺蟲解毒、止癢解腥的功效，是調味品中不可多得的良品，兩者合用祛風除寒、利濕止痛的效果自然不錯，用於風濕性關節炎的食療再合適不過，方中又加了大棗這種滋補佳品，可以增加體力，大補氣血。

不過要注意辣椒和花椒都是辛熱之物，容易上火、體內有熱者都要謹慎選擇。

「天然藥王」蒜，驅毒殺菌、除病防癌的調味明星

蒜味辛，性溫，歸脾、胃、肺、大腸經，它雖然有著令人又愛又恨的味道，但卻絲毫不影響人們對它的情有獨鍾，李時珍在《本草綱目》中稱其能「通五臟，達諸竅」；老百姓常用它來殺蟲除菌，防病祛病；它利五臟，入脾胃，可以增食慾，促消化；蒜是血管的保護神，號稱「血管清道夫」；外用可以消腫止痛，治癰瘡。蒜的功效數不勝數，難怪人們稱它為「天然藥物之王」。

蒜是無冕的「天然藥物之王」

北方人愛吃蒜，尤其喜歡生吃，不光是家家常備，很多飯館也專門備上生蒜，食

客們等菜的時候剝上幾瓣，吃就吃它的原汁原味，辣就辣它個痛快淋漓。這是習慣成自然了，要是隔陣子沒吃蒜，這飯還真就吃不下去。

華北大部分地區都有在臘月初八泡臘八蒜的習俗——將剝了皮的蒜瓣兒放到罈子裡，倒滿醋，密封冷藏一陣子，等再打開，只見蒜瓣綠如翡翠，又好看又好吃。這臘八蒜說起來還有點門道，蒜和「算」字同音，臘八節近年關，商號店鋪都在這天算一年的總帳，然後按著帳本收拾外債。中國人好面子，欠債還錢這四個字不好當面講，那怎麼辦？收債的會包一些臘八蒜送上門去。欠債的見了便心照不宣了，所以北京有句老話說：「臘八粥、臘八蒜，放賬的送信兒，欠債的還錢。」當然這是過去，現在要是再有人給你送臘八蒜可不是為了討債，而是送健康來了，大蒜的保健功效越來越受到人們的重視，那它具體有什麼樣的功效呢？我們不妨也來「算一算」。

人們常常說大蒜可以辟邪，有的地方在端午節有插艾蒿、懸菖蒲和吃蒜頭的習俗，把這「端午三友」又叫「三種武器」。什麼意思呢？象徵著以菖蒲作劍，以艾作鞭，以蒜作錘，退蟲蛇、滅病菌、驅毒避邪，斬妖除魔。這可不是迷信，這其實和大蒜殺蟲除菌，祛寒濕避瘟疫的功效有關。古代認為農曆五月是「惡月」，諸事不吉，因為這個季節漸入熱夏，陰雨連綿，濕熱彌漫，容易滋生病邪，不僅衣物霉爛，稻田易遭蟲害，人也容易得病。這時候多吃些大蒜，一來可以殺蟲除菌，二來可以防病袪病。如在貯米的桶內放幾瓣大蒜，有防治蛀蟲和螞蟻的作用；在醬油瓶裡放兩瓣蒜，醃菜時候一定加點蒜，都可防止微生物孳生、食物變質。

說起大蒜，就不能不說它的味道，這味道有人說是香，有人說是臭，真是讓人又愛又恨。其實這味道也代表了大蒜的一個保健功效。中醫認為，奇臭或奇香的東西能通竅，有的人有時候會特別想吃辛辣的、味道特濃特重的食物，其實這是身體發出警報，他正處於一個鬱滯、諸竅不通的狀態，需要吃這些味厚的東西來宣竅。大蒜味道辛辣，李時珍在《本草綱目》中稱其能「通五臟，達諸竅」，指的就是它不僅對五臟都有很好的通利作用，還能起到開竅通閉的功效，可以通經活絡，使氣血循環更加暢通，人就更加精神健康，這也是在寒冷的北方大蒜受到歡迎的原因之一。

從五色上來講，大蒜屬於黃色食物，黃色入脾胃。所以吃些大蒜開胃健胃最好了，它可抑制和殺死引起胃腸疾病的病菌，清除胃腸有毒物質，刺激消化液的分泌，增進食慾，加速消化，這也就是老百姓說的「吃蒜下飯」。

有很多人都用吃蒜的方法來降血壓，效果很好。的確，蒜可以說是預防心腦血管疾病最天然，最合適的保健食品。大蒜被稱為「血管清道夫」，可防止心腦血管中的脂肪沉積，就像交通警察一樣，能排除血管中的淤阻，保證血管的暢通，從而抑制血栓的形成和預防動脈硬化。所以國內外都很推崇大蒜的食用藥用價值，另外有研究稱大蒜可以防治腫瘤和癌症，所以它還有一個「抗癌之王」的美稱。

當然大蒜也常常被外用。最有名的要算把大蒜搗成汁，貼在腳心的湧泉穴上治鼻血了。用的是其通竅，引火下行的功效。過去沒有專門的殺蟲藥，都將大蒜搗爛，取汁少許，再加點菜油，睡前塗在肛門周圍，用來驅除蟯蟲。有的人被蜈蚣咬傷，將大蒜搗爛加醋調敷傷處，可以消腫止痛。

大蒜解毒散癰，可以用來艾灸，如果長了癰疽，可以試試隔蒜灸。把獨頭蒜切成厚片放在癰瘡上用艾炷灸，效果不錯。

這裡只列舉了大蒜常用的功效，其實它的好處有上百種，要想說全了，能寫成一本書，所以有人說它是「天然藥物之王」。但值得一提的是蒜其實是個「無冕之王」，中藥學上有個說法是蒜不入藥，醫生開的藥方中一般不會有大蒜，這是為什麼呢？

《黃帝內經》講：「辛味善走氣分，但性主散，多食則能耗氣。」而蒜的辛味過於厚重，被古人列為五辛之首，並說它「屬火，性熱」，辛能散氣，熱能助火，同時大蒜又能通五臟、達諸竅，用它入藥，就像用火去除田裡的野草，草燒光了，秧苗也遭了殃，容易矯枉過正，病雖能治好，但太傷人元氣，會對身體造成損傷。所以蒜就變成了這種特別的食材——雖然不被當成藥材，卻在現實生活中每時每刻都在發揮藥的功效，為人們的身體健康立下了汗馬功勞。其實我們也不必過於擔心大蒜的偏性，只要按照自己的具體情況選擇吃法和用量，是可以最大程度利用它的。

過多食蒜小心傷肝損眼

怎樣利用大蒜的保健功效呢？我們首先要知道自己適不適合吃蒜。蒜作為常用蔬菜和調味品，當然是適合大部分人日常食用了，尤其對於患有肺結核、癌症以及高血壓病、動脈硬化等心腦血管疾病的患者很有好處。那什麼人不適合吃蒜呢？下面幾類人在食蒜時可要注意了。

1. 眼病患者

古人說：「蒜治百病唯害一目。」長期、大量吃蒜，對眼睛是有害的。嵇康在《養生論》中說「葷辛害目」，蒜味最辛，而且它是走清竅的，通眼睛，容易造成眼睛的損傷。所以吃蒜要注意不要過多，尤其是有眼病的人，在治療時必須忌掉辛辣食物。

2. 虛弱有熱者

古人認為多食蒜會耗氣、耗血，《本草從新》記載「大蒜辛熱有毒，生痰動火，散氣耗血，虛弱有熱的人切勿沾唇」。所以身體差、氣血虛弱的人要注意。

3. 肝病患者

很多人用吃大蒜的方法來預防肝炎，甚至有人在患肝炎後仍然每天吃大蒜。這都是不對的。《本草綱目》記載，蒜「久食傷肝損眼」，蒜性熱，能助火；味辛，刺激性強。肝有內火者如果食用，肝火會更旺，時間久了當然會造成損傷。

4. 脾虛腹瀉患者

生蒜的刺激性很強，平常少吃點是可以促進消化，但是如果患有非細菌性腸炎腹瀉時再吃大蒜，強烈的刺激會使腸黏膜充血、水腫加重，促進滲出，使病情惡化。

另外，蒜屬發物，容易誘發某些疾病，或加重已發疾病。對患有重病或者正在服藥的人來說，很可能出現明顯的副作用，不但可能引發舊病，還可能使藥物失效，或與藥物產生連鎖反應，影響身體健康。

生吃蒜要比熟吃好

蒜要怎麼吃呢？雖然有些人不喜歡它的味道，但生吃的確要比熟吃好。

蒜的藥用功效來自於它的辛辣味，也就是其中的大蒜素，如果把它炒熟吃，裡面的大蒜素大部分會揮發或受熱分解，這樣就大大降低了蒜的保健功效。所以，蒜儘量還是生吃好，如果實在受不了蒜辣味，可以在炒菜要出鍋的時候撒上蒜蓉，這樣辣味減淡了，大蒜素也不會過多損失，也可選擇吃糖蒜和醋蒜。

另外，把大蒜整個吞下去是吃不到大蒜素的，因為大蒜素並不是直接存在的，而是要由獨立存在於大蒜中的蒜氨酸和蒜酶這兩種物質合成，只有把大蒜拍碎或搗碎，它們才能結合成大蒜素。所以吃蒜時最好拍碎或搗碎，或者多嚼一會，這樣還有助於消除口腔細菌。

不要空腹生吃大蒜，因為它的辛辣味過於強烈，會讓人產生胃痛、上腹部燒灼感，易引起急性胃炎，誘發慢性胃炎及潰瘍病。

大蒜一般分為紫皮大蒜和白皮大蒜兩類，選哪種好呢？紫皮大蒜辣味濃厚，抗菌作用強，適合生食或作調味品，而白皮大蒜辣味少，抗菌作用較弱，適合醃製糖醋大蒜。

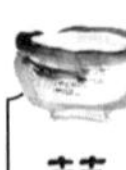

蒜的養生保健食譜

蒜酒，治腳弱無力等症的補虛壯腎酒

蒜酒的製作方法和通常泡藥酒一樣。取大蒜一千克，桃仁、淡豆豉各五百克，白酒五千毫升。把大蒜、桃仁、淡豆豉這幾樣藥都切細碎了，然後拿一個絲織的袋子裝好，紮好口後放到瓷罐或者泡藥酒用的玻璃瓶當中，再把準備好的白酒倒進去，春夏泡三天左右，秋冬泡滿七天就可以了。

這道蒜酒方出自《聖濟總錄》。大蒜的功用前面講過了；桃仁可以活血祛瘀，潤腸通便，止咳平喘；淡豆豉可以解肌發表，宣鬱除煩，常被用來治療外感表證、寒熱頭痛、心煩胸悶等。這幾味藥再浸入可通經活絡、祛風除濕的白酒中，可以起到溫腎壯陽、活血除風的功效，用來治療腳氣初起、腳弱無力等症，也可以作為日常保健飲用。

剛開始喝的時候不用喝太多，可以先喝十毫升，慢慢加量至二十毫升，每日二次飲服。

紫皮大蒜粥，治急性細菌性痢疾的殺蟲解毒粥

這道粥方出自《食療本草》，所用的材料很簡單，取紫皮大蒜三十克，粳米一百克，當然，粳米的多少可以根據個人食量來定。把紫大蒜皮剝好皮放到容器中，澆入沸水，把大蒜燙一分鐘，再取出燙大蒜的熱水與粳米一起煮成粥，最後把剛才燙好的大蒜放入粥中，加點鹽或醬油調味就可以了。別看做法簡單，這道粥在早餐或晚餐的時候趁熱吃下去，能夠散寒化濕、殺蟲解毒，可以用來治療急性細菌性痢疾。

「灶台良藥」醋，消食健胃、殺毒養肝的「苦酒」

醋在東漢醫聖張仲景所著的《金匱要略》中就有記載，被稱為苦酒，它的藥用功效很早就被古代醫家所認可。醋味酸、苦，性溫，入肝、脾、胃、大腸經，能夠增食慾、健脾胃、助消化，同時還可殺滅胃腸道內的病菌。醋主收斂，可以防止流汗過多而耗氣傷陰，也可以止瀉止血；醋能殺菌消毒，還能夠中和水的鹼性，而且常常用來炮製中藥，是家家灶臺上少不了的保健佳品。

醋，家家難離的「灶台良藥」

醋又被稱為苦酒，自古以來就是一味重要的中藥，其養生保健的功效也早已為人們所熟知。歷代醫藥學家在用醋治病養生方面積累了許多經驗。李時珍在《本草綱目》中就有記載：「醋可消腫痛，散水氣，殺邪毒，理諸藥。」在中醫外敷用藥中，醋也是主要配料。那麼醋具體有什麼功效呢？接下來我們就來聊聊它的好處。

說起醋就不能不說它酸溜溜的味道，有個成語叫望梅止渴，大家也都有體會，當心裡想著酸味食物的時候，口水會忍不住冒出來，這就是酸味的開胃功效。醋也一樣，能夠增食慾、健脾胃、助消化，同時還可殺滅胃腸道內的病菌。有時候餐桌上的食物太油膩了，會覺得醋味重的菜，比如說醋溜白菜或者醋拌的涼菜等特別爽口，更容易下飯，就是這個原因，所以老百姓也泡醋茶來治療消化不良。

醋可以收斂止瀉。我們常說味酸的食物可以收斂固澀，就是增加機體的約束力，約束體內的氣血津液，使它不任意地、隨意地向外流失或者耗散。醋就具有這樣的功能，比如說夏季出汗多，人體容易損失津液，這時候多吃些醋多的食物可以防止流汗過多而耗氣傷陰，還能生津解渴，健胃消食。同時醋也可以治療腹瀉，民間有不少驗方，都是用醋來止瀉的。也正是因為它可以收斂固澀，常常被用來止血，如產後血暈，吐血、衄血、便血等都可以吃些醋。

另外中醫講「酸生肝」，醋入肝經，常吃有增強消化功能和保護肝臟的作用，但一定要注意適可而止，不能吃太多，過多反而會損傷肝臟。

我們都知道山西人愛吃醋，很多人管山西人叫「醋老西兒」，在我國最早的史書《尚書》中，就已經有山西人吃醋的記載了。其實不僅是山西，陝西、甘肅、內蒙古等地的人也幾乎頓頓都要吃很多醋，這是為什麼呢？其實不僅僅是因為醋味香美，這與當地的水土特徵、自然氣候和飲食結構有著直接的關係。這些地區有個共同的特點——水硬。這硬的意思就是說鹼性強，所以要用酸性的醋來中和鹼性，而這些地方多吃麵食和雜糧，要靠醋來促進消化。這也是醋保健功效的一大應用。

醋有一定的殺菌作用。最常見的就是生活中為了預防流行性感冒或流行性腮腺炎等病的時候，常常薰蒸醋來清潔空氣。

醋在中醫中常常作藥引，還經常用來加工炮製中藥，如醋炒柴胡、醋炒鱉甲等。醋除內服之外，也可以外用，有時候用來調製外敷中藥，有時候也單用，可以消腫止痛。比如皮膚表面小面積燒傷、燙傷，用醋擦擦抹抹，既能防止起泡，又可以止疼消腫。

現代用醋防治疾病更加廣泛。我們生活中有很多時候都會用醋來治療一些小毛病。比如有的人總打嗝，喝下一小杯醋就好了，有的人喝多了酒，也會喝一小杯醋來解酒。有的人暈車暈船，也可以喝些醋來緩解。身上水腫，喝些醋還能夠消腫……這喝醋的好處，還要我們慢慢學習和發現。

吃醋過多小心傷筋損胃

《本草綱目》記載：「多食（醋）損筋骨，亦損胃。」意思是吃太多醋會對筋骨和胃產生傷害。的確，醋酸能軟化骨骼和脫鈣，會促發和加重骨質疏鬆症，所以一定要注意用量，骨傷病人尤其要注意食用，以免使受傷的肢體酸軟、疼痛加劇，使骨折處遲遲不能癒合。

我們說醋可以促進消化、健脾胃，但是要適量，而且胃潰瘍和胃酸過多的患者尤其要注意。因為醋畢竟是酸性的，不僅會腐蝕胃腸黏膜，還能促進消化器官分泌大量消化液，使胃酸增多、潰瘍加重。

醋有收斂之性，和解表發汗的中藥一起吃時，會促進人體汗孔的收縮，影響藥物的效果。另外，醋常常被用來加工炮製中藥，會改變某中藥的有效成分，所以服藥期間要慎重食用。當然，藥方中用到醋的時候就不用考慮了。

有的人會對醋過敏，吃醋後會出現皮疹、瘙癢、水腫、哮喘等症狀，凡是這樣食醋後有不良反應者，應該少吃醋。

如果有低血壓症，也要注意少吃醋，因為醋會使血壓降低，導致頭痛、頭昏、全身疲軟等不適。

米醋、陳醋是首選

現在醋的品類越來越多，經常是讓我們眼花撩亂，不知道選哪個好。我們選醋，要選米醋或陳醋，而且是越陳越好。好的醋的顏色為棕紅色或深褐色，有光澤無沉澱。打開一聞醇香四溢，嘗一嘗酸味柔和，微甜不澀、回味綿長。假醋多是用醋酸調和成的，顏色淺淡，發烏，開瓶後酸氣直沖眼睛，入嘴有點苦澀味。

醋不要用銅器來盛放，因為它能夠溶解銅，而引起銅中毒。醋瓶子一定要乾淨無水，滴幾滴白酒和少量食鹽混勻放置，可讓食醋變香，也不容易變壞，或者可以在醋瓶中放一段蔥白、幾個蒜瓣，也能達到防霉的作用，延長保存時間。

另外，吃完醋後，要記得漱口，以免損壞牙齒。

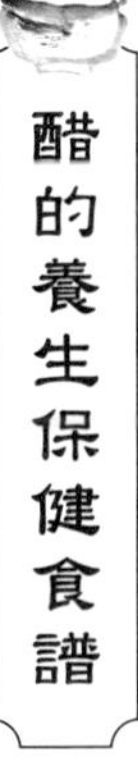

醋茶，活血止痛、消食健胃的養生茶

有些人受不了醋的酸味，不願意直接喝醋，但又想用它來保健養生，怎麼辦呢？可以試試這道記載於《食療本草》中的醋茶。

取茶葉三克，醋五至十毫升。首先泡茶，將茶葉放入杯子中，倒入二百毫升開水沖泡，蓋上杯蓋悶十五分鐘，接著把準備好的醋倒入混勻，這道醋茶就做好了。

為什麼要搭配茶呢？茶味清新，可以改善口感，另外茶也有除煩去膩、消炎解毒、驅困輕身、清神醒腦的作用，這道茶常常作為百姓消食健胃的日常飲料，同時也可以活血止痛。比如說因為血脈不暢，瘀血阻滯了經脈造成的疼痛，或者跌撲閃挫，也就是老百姓說的閃了腰都可以用這道茶來緩解。另外它還可以解酒，酒醉之後再來一杯醋茶是再好不過了。

不過要注意，如果身患感冒，或者脾胃有濕以及下肢無力者不要服用。

蔥醋粥，治療小兒風寒感冒效果好

我們知道，大人受了風寒，患上風寒感冒，可以吃蔥白粥，那小孩子受了風寒怎麼辦？《濟生秘覽》上記載了一道蔥醋粥，就是專門為小孩子準備的。

取連根的蔥白十五至二十根，大米三十至五十克，香米醋五至十毫升。將米淘洗後，放入小鍋內，加水煮成稀粥。再將蔥白洗淨後，切成小段，等到米粥快好時，把蔥白倒入鍋中，接著煮到粥稠氣香，最後把香醋倒進粥裡攪勻即可。

這道粥以發汗解表、通竅醒腦的蔥白為主料，配以香醋煮成粥，可以發汗解表、化瘀通脈。每天一劑，讓小孩子空腹食用，連用二天，可以治療小兒因風寒感冒所引起的惡風畏寒、毛立無汗、鼻塞流涕、頭痛身疼等症狀，也可以讓小兒秋冬食用預防感冒。

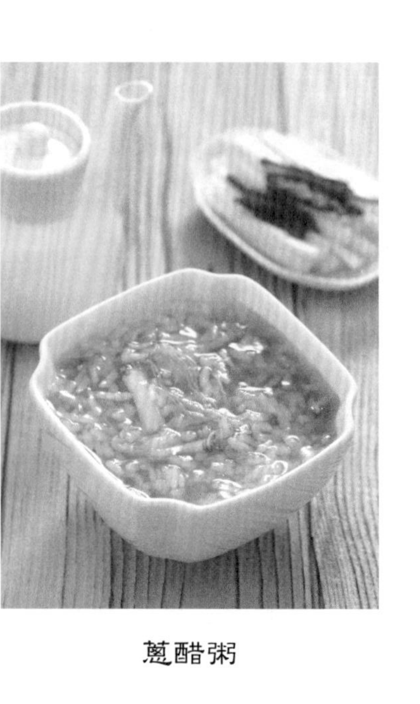

蔥醋粥

有人會問前面說過醋是收斂的，不要和解表藥一起吃，這裡為什麼又用了？中醫講究針對實際情況來選擇對人對症下藥，這道粥主要是給小兒食用，小兒嬌弱，發汗過猛怕津液受損傷陰，所以略加香醋主收斂，同時醋又能健胃消食，可以促進小兒的食慾，可見考慮之周到。

第五章

薯類餐桌：健康主食的「新貴」

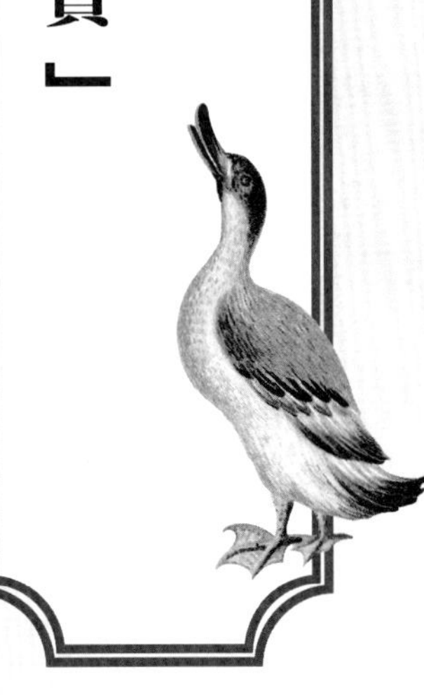

- 紅薯，寬腸通便的番外「金薯」
- 山藥，健脾固腎的「山藥名蛋」
- 馬鈴薯，脾胃虛弱者的「地下麵包」
- 芋頭，健脾消食、解毒消腫的活力「母芋」

一提起薯類食物，大家可能還不太熟悉，但要說起馬鈴薯（洋芋）、紅薯地瓜、芋頭等，就無人不知了。其實，以上幾種作物都屬於生長在地下的、可供食用的植物塊根或塊莖，被統稱為薯類食物，除了馬鈴薯、紅薯、芋頭，還有木薯、山藥等，也都是較為常見的薯類。

近年來，薯類食物特別「流行」，越來越受到人們的重視，被譽為健康主食的「新貴」。然而在古代，吃薯似乎是窮苦的象徵。清代焦循在《番薯吟》中寫道：「母食米，兒食薯，母心不豫。母食薯，兒食米，兒能不泣涕。」這其中的「豫」意為歡樂，意思是說，母親吃米，孩子吃番薯，母親的心裡很難過，可見相對於米，番薯是差一等的了。那麼今天人們為什麼又提倡吃薯類呢？現代人生活優裕，動不動就是大魚大肉，吃得十分油膩，導致發胖不說，還引起高血脂，引發心腦血管系統的病變。這種情況下，人們當然要尋求一種含油脂少又能充饑的食物，於是，薯類食品便當仁不讓了。

馬鈴薯、紅薯以及芋頭，都是「甘而不膩」，用現代的話說，就是富含澱粉而少脂肪，這對於減肥、降脂是十分有利的。如今我們總是能看到大街上有窈窕淑女捧著烤紅薯吃，為什麼呢？烤紅薯味道鮮美是一方面，更重要的是它能抵抗饑餓而不增肥，有助於人體脂肪的燃燒，利於保持良好的體型。

即使不想減肥，多吃薯類食物也大有裨益。很多現代人飲食無規律，不節制，脾胃受損都還不知道，時間一長，胃痛、胃潰瘍、消化不良、食慾不振、便祕等腸胃疾病就「登門造訪」了。想要儘快調理脾胃，恢復正常的飲食消化功能，多吃薯類食品是關鍵。馬鈴薯、紅薯、山藥等，無一不是調理脾胃的高手。這些作物生長在地下，受大地泥土之氣的滋養，而人體的脾作為消化器官，正是「土臟」，與五行之土相對應，可見薯類正是脾胃的呵護者。況且薯類多味甘，而五味之中也是甘入脾胃，無論從哪個方面講，它都是補益脾土的良品。脾胃強健了，消化吸收好了，人體氣血生化就會源源不斷，臟腑得養，人的精氣神自然就好了。

薯類食品做法多樣，老少皆宜，尤其是腸胃功能虛弱的老年人，更應該多吃薯類。人上了年紀，腎功能下降，而腎主水液，水液少了，腸道就乾涸，排便就無力，所以便祕幾乎成了老年人揮之不去的煩惱。薯類富含纖維素，既易於吸收，補益脾胃，又能刺激胃腸蠕動，促進排便。但是要注意，儘量不要吃油炸的薯類，比如炸薯條等，這些食品不但不能補益脾胃，還在油炸之後產生了大量的致癌物質，有害健康，因為此時的薯不同於煮熟等烹製出來的，已經喪失了健康食品的「本色」了。

紅薯，寬腸通便的番外「金薯」

紅薯味甘性平，入脾、腎經，既能滋補先天之本、強壯腎陰，又能補後天之本，有益脾土，經常服食，使人食慾旺盛，氣血充足，身體強健。老年人多食紅薯，能開胃消食，潤腸通便，治療便祕；肥胖者以紅薯為主食，能減去多餘脂肪，擁有苗條身材。此外，紅薯還是首屈一指的抗癌食品，經常食用，有效降低癌症發病率。

寬腸通便，脾胃也強健

講到紅薯，很多人都耳熟能詳；可是說起陳振龍，知道的人就不多了。陳振龍是我國的「甘薯之父」，就是他把紅薯從當時的呂宋，也就是現在的菲律賓帶回來的。

所以紅薯又叫番薯啊。在古代中國，只要是進口的東西，都習慣加上一個番字，這就是番薯的由來。自從紅薯在我國安家落戶之後，大受歡迎，不僅作為主食和主菜，還是中醫常用的一種藥膳食材。

紅薯味甘、性平，入脾、腎經，《本草綱目》記載：「甘薯補虛，健脾開胃，強腎陰。」腎為先天之本，脾為後天之本，可見紅薯既能補先天之腎陰，又能開後天之脾胃，對人體健康有全面的益處。

紅薯味甘，而五味之中甘味入脾，對脾土有很好的補益效果。《隨息居飲食譜》中說它「食補脾胃，益氣力，禦風寒，益顏色」。一旦脾胃強健，消化吸收功能就會更好，代謝也更加旺盛，食慾不振、消化不良等症就會消除。脾又為後天之本，是人體氣血的生化之源。脾胃強健了，血液供養充足，人體就中氣十足，強壯有力，氣色當然也會更好。

補益脾胃的同時，紅薯還可以寬腸通便，治療便祕。很多老年人，身體機能衰退，胃腸沒有活力，導致便祕，這時候多吃一些紅薯會收到奇效。乾隆皇帝晚年就患有便祕，不僅腹脹、食慾不振，而且情緒也很糟糕。御醫知道皇帝年事已高，也不敢使用瀉藥。一次，乾隆帝到御膳房，看見小太監們正在爐邊烤紅薯，他當時就被紅薯的縷縷香味吸引，並吃了兩塊。乾隆覺得紅薯又軟又香，便吩咐下去每天都吃。沒想到一段時間後，大便居然通暢了，乾隆大喜，從此視紅薯為養生佳品，並令人廣泛種植。其實，紅薯中含有豐富的纖維素，不僅能夠保護腸胃不為堅物損傷，還能促進胃腸蠕動，增加大便體積，使人排便通暢。

正是由於紅薯為脾胃保駕護航，才使得人們長壽少疾。如今，紅薯已是公認的長壽食品。我國醫學專家還專門對廣西、江蘇南通的百歲老人鄉進行調查，發現那些百歲壽星都有一個共同特點，就是喜歡每天吃上幾個紅薯，甚至當做主食來吃。

紅薯還是減肥的上選。愛美之心，人皆有之。很多人尤其是女士，為了保持體形，減去贅肉，想盡了辦法，但都收效甚微，其實她們只要堅持以紅薯做主食，就會慢慢瘦下來。紅薯富含澱粉，而脂肪的含量卻少得可憐，所以吃紅薯可以充饑，但不增肥，同時還能有效阻止澱粉轉化為脂肪。但是要注意，要把紅薯當主食來吃，而不是在飯後當做點心，否則人體攝入營養過剩，還是難免會發胖的。

此外，紅薯還是抗癌明星。日本國家癌症研究中心公佈的二十種抗癌蔬菜中，紅薯位居榜首。最重要的是，紅薯並不名貴，在「談癌色變」的時代，吃紅薯來防癌抗癌，是再廉價不過的了。

食積氣滯，當心紅薯加重脾胃負擔

中醫認為，食積氣滯者應慎食煮紅薯或烤紅薯。氣滯食積患者會感到胃部脹滿，偶爾還會有痛感，沒有食慾，稍微吃點東西就會消化不良，而且還會經常打嗝。如果這時再進食體積較大的紅薯，會加重脾胃負擔，對健康極為不利。但是可以適量喝一點紅薯粥，對脾胃有益。

紅薯在胃中還能產酸，所以胃潰瘍和胃酸過多的人不宜食用。

煮紅薯，口感最好

紅薯的吃法各式各樣，可以煮、蒸、烤，也可以生吃，還能夠加工成粉，製成饅頭或麵條等。《醫林纂要》說生吃紅薯「止渴，醒酒，益肺，寧心」，而熟食則可以「益氣，充饑」。不過最為常見的還是煮著吃。

《隨息居飲食譜》強調，紅薯「煮食補脾胃，益氣力，禦風寒，益顏色」，可見紅薯在煮食時效用才最佳。那麼怎樣才能煮出又香又軟的紅薯呢？首先把紅薯洗乾淨，再把水燒開，迅速將紅薯下到水中，使其在短時間內達到半熟，再用慢火煮上十分鐘，使鍋內溫度大致保持在攝氏六十度，然後再以旺火煮熟，這樣煮出來的紅薯口感是最好的。

紅薯選購有技巧

選購的紅薯不要太長，也不要太圓，而且皮的顏色要足夠紅，這樣的紅薯營養才豐富，而發霉的或發芽的紅薯最好不要吃。如果想要減肥，最好不要吃炸薯條、拔絲紅薯等，因為這樣烹飪出來的紅薯加入了大量的脂肪和糖分，其營養結構大不如前，不利於減肥。

另外，紅薯雖然味美甘甜，但也不宜多吃。多吃紅薯會導致氣滯、燒心、吐酸水、腹脹和大量排氣，所以還是要適量進食才好。

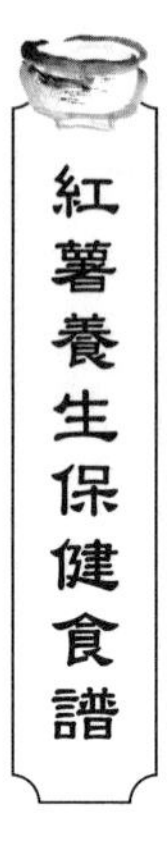

紅薯粥，益氣補虛的美食

取紅薯二百五十克，粳米一百克，白糖適量。將紅薯洗淨切成小塊，與粳米同入鍋內，加水適量煮粥，待煮成稠粥，離火時加入白糖調味服之。此方出自清代黃雲鵠的《粥譜》，《粥譜・粥品・三蔬實類》說：「紅薯粥，益氣厚腸胃耐饑。」首先，紅薯入脾、腎二經，既能滋補脾胃，開胃消食，還能夠滋補腎陰，使人身強體壯，正如李時珍在《本草綱目》中所說：「紅薯，補虛乏，益氣力，健脾胃，強腎陰。」而趙學敏在《本草綱目拾遺》中又補充到紅薯「益肺氣」，這是為何呢？五臟如五行，相生相剋，脾土可生肺金，脾的強健可使肺的功能加強，而肺主氣，所以多吃紅薯，人自然肺氣充足，呼吸有力。老年人脾胃虛弱，也應多喝點紅薯粥，因為它易於消化，保護胃腸，還能促進胃腸運動，使排便更加輕鬆，讓老年朋友擺脫便祕的困擾。

薯粉蜜膏，清利濕熱

取乾紅薯片一百克，蜂蜜一百克。將乾紅薯片研粉，加水煮成稀糊狀，再加蜂蜜一同煮沸即可。

此方出自《金薯傳習錄》，具有清利濕熱的功效，對於濕熱痢疾有顯著效果。很多人愛吃過於油膩、辛辣等刺激性食品，這會加重胃腸負擔，使其運化失職，導致濕熱內生，表現為腹瀉不止，胃脘疼痛，大便急迫等症。薯片、蜂蜜都是甘味食品，有利濕的功效。根據中醫五味相剋理論，甘味剋鹹，所以多吃甘味食品，能抑制鹹味物質控攝水液，利於水濕的氣化排出。

痢疾腹瀉的病因關鍵在於脾胃損傷。紅薯入脾經，滋補脾土，和中止瀉。蜂蜜能緩腸胃之急。《神農本草經》記載：「石蜜味甘平，主心腹邪氣……安五臟之不足，益氣補中，止痛解痙。」可見蜂蜜能緩解痢疾發生時的疼痛，還能安補腸胃，促進其功能恢復。此方每天分二次服用，早晚各一次，數日後濕熱可除，痢疾可止。

山藥，健脾固腎的「山藥名蛋」

山藥是有名的滋補品，營養豐富，能滋補身心，延年益壽。山藥味甘性平，入脾、肺、腎經，有收斂補益之功。入脾經可補脾止瀉，增強食慾，使人身體強壯；入肺經能補肺止咳，潤澤皮膚，榮養毛髮；入腎經可補腎固精，強壯筋骨，使人耳聰目明。

山藥，藥食兼備的名品

山藥是老百姓常吃的一種雜糧，既能充饑，又能補虛，所以民間有諺語說「五穀不收也無患，只要二畝山藥蛋」。關於山藥這個名字的由來，也幾經周折，頗有趣味。早先，山藥名叫薯蕷，從周朝時期就有種植，可是到了唐代，因唐太宗名豫，為了避嫌，就把薯蕷改名為薯藥；可是到了宋代時，宋英宗名曙，再次需要避諱，所以乾脆就叫山藥了。

山藥是典型的藥食兼備的美味。宋代大理學家朱熹就十分愛吃山藥，並讚美它「色似玉，香似花，甜似蜜，味似羊羹」，足見山藥的味美可口。山藥入藥，具有多方面的功效，正如張景岳在《景岳全書》中所說：「健脾補益，滋精固腎，治諸百病，療五勞七傷。」對於山藥的作用，清代大醫學家張錫純感受最深，他在其著作《醫學衷中參西錄》中多次使用生山藥，治療了諸如大喘欲絕、滑瀉無度等危急重症。張錫純概括道：「山藥之性，能滋陰又能利濕，能滑潤又能收澀。是以能補肺、補腎、兼補脾胃……在滋補藥中誠為無上之品，特性甚和平，宜多服常服耳。」由此可見，山藥對人體的肺、脾、腎三臟具有極佳的補益效果，張錫純對山藥的推崇備至，是不無道理的。

山藥味甘性平，入肺、脾、腎經。山藥入肺經，可補肺止咳，張仲景的《金匱要略》中有一味薯蕷丸，以山藥為主，配以當歸、地黃、阿膠等，治療由勞累過度引起的肺虛咳嗽。當然，用山藥單獨煮汁代茶飲，效果也不錯。五臟之中肺主皮毛，山藥在補肺的同時，還能夠滋潤皮膚，營養毛髮。元代李景說山藥：「治皮膚乾燥以此物潤之。」李時珍也指出「山藥能潤皮毛」。所以，在秋冬季節，常吃山藥能抵抗乾燥陰冷的空氣，防止皮膚乾裂。

山藥入脾經，可補脾止瀉。山藥的甘味可滋補脾胃，脾胃強健才能增進食慾，促進消化。而且山藥作為植物的塊莖，是植株營養的儲存之所，所以山藥具有「封藏」、「收攝」之功，可用於止瀉。如《醫學衷中參西錄》中的扶中湯，用山藥配伍白朮、龍眼肉，治療脾虛腹瀉，體弱乏力，效果極佳。五臟之中脾主肉，所以吃山藥還能長肌肉，使人力氣變大，正如《神農本草經》說它「補中益氣，長肌肉」，脾胃虛弱、身體消瘦的朋友，多吃山藥是不錯的選擇。

山藥入腎經，可補先天之本。腎藏精，並負責大小便，所以腎虛容易導致遺精、小便頻繁、婦女帶下過多等症，此時，用山藥的收斂功效能有效補腎固精，如《景岳全書》中的秘元煎，用山藥配伍黨參、蒼朮等，治療腎虛不固引起的帶下過多。腎水充足可滋養肝木，肝開竅於眼睛，所以能使人視力變好；腎開竅於耳，所以能使人聽力敏銳；腎主骨，多吃山藥還能強壯骨骼，正如《神農本草經》指出，經常吃山藥，能「耳聰目明，輕身不饑延年」。

三類人最宜吃山藥

1. 脾虛腹瀉者

隨著歲月的流逝，很多老年人的腸胃功能下降，不能有效消化吸收食物，出現腹瀉、大便稀薄等症，時間一長，身體的給養不足，人就會變得消瘦，感到頭暈目眩，全身虛弱乏力。針對這些病症，持續喝山藥粥能收到神奇的效果。山藥健脾厚腸，增強腸胃的活力，促進消化吸收，還能減少腹瀉，使人排便正常。老年人每天早上一碗山藥粥，一個月左右腹瀉便會消除。

2. 肺虛咳嗽者

秋冬時節空氣乾燥，容易傷害肺的津液，導致肺陰不足，出現口唇發乾、乾咳無痰等症狀。此時多吃點山藥最為適宜，因為山藥營養豐富，可入肺經，是滋補肺陰的佳品。肺陰虛多表現出熱證，所以山藥最好生吃，比如榨汁喝。因為生山藥性涼，滋補肺陰的同時還能有效清熱，緩解肺部、口腔和喉嚨的燥熱。

3. 疲勞綜合症患者

很多人看上去沒什麼病，但是身體沒力氣，稍微勞動就感覺累，休息一下就好，這就是如今極為常見的疲勞綜合症，是典型的亞健康狀態。面對這種情況，最重要的是避免勞累過度，還有就是要適當進補。山藥價格不貴，營養豐富，能補腎填精、強胃健脾，全面滋養身體。很多腦力勞動者經常加班，神色枯槁，記憶力下降，其實這就是臟腑虛空的表現。持續食用山藥，既能強脾胃，促消化，增進氣血的生化，又能補肝腎之虛，強壯筋骨，使人耳聰目明，記憶力提高。

吃山藥避免「閉門留寇」

山藥性溫和，又補益身心，所以適宜人群很廣泛，但是《隨息居飲食譜》指出：「腫脹、氣滯諸病均忌。」因為山藥是滋補藥，具有收斂功效，所以如果體內有實熱、邪毒，不要吃山藥。這裡所說的實熱或邪毒，是外界侵入人體引起病變的因素，也就是說，人體需要將其排出體外才能康復，此時若吃大量具有收斂功效的山藥，無疑會加重病情，阻礙康復。同樣的道理，山藥能治療腹瀉，所以大便乾燥的人不能吃山藥，否則易導致「閉門留寇」，把身體封起來，邪毒就出不去了，會嚴重危害胃腸健康。

山藥去皮防手癢

用山藥做過菜的人大概都有這樣的體會，剝山藥皮時，手部皮膚會發紅發癢，十分難受，這是因為山藥的汁液使皮膚過敏。此時只需要將手放在爐火上烤一烤，就能消除癢感。此外，用加醋的水洗手，或者在水中剝皮，都能避免山藥過敏。

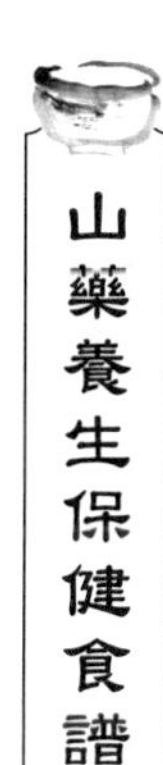

山藥養生保健食譜

山藥粥，補脾胃、滋肺腎的食療佳品

取乾山藥片六十克，或鮮山藥一百至一百二十克。將山藥洗淨切片，同粳米五十

至一百克共煮粥。一年四季均可供早晚餐，溫熱服食。

此方載於《薩謙齋經驗方》，具有補脾胃、滋肺腎的功效，可有效治療腹瀉、慢性痢疾、虛勞咳嗽、遺精、慢性疲勞綜合症等，經常服食，還能延緩衰老，益壽延年。

地仙煎膏，延年益壽的妙方

取山藥五十克，牛奶一百毫升，甜杏仁二十克。將杏仁用水浸泡，去皮尖，研細；山藥洗淨，去皮，切碎，與杏仁、牛奶混合，絞取汁液；將汁液加熱煮沸至稠，停火，裝瓶備用。每日二次飲服。此方出自《飲饌服食譜》，有平補氣陰、潤肺下氣、斂汗澀精的功效。既適用於由體質虛弱引起的面色不華、畏風自汗、大便不調、腰膝無力、遺精滑瀉、夜尿頻多等，也可用於兒童及健康成人日常保健。

治療肺病，方中的甜杏仁為「君藥」，即為主導。甜杏仁味甘性平，可入肺、大腸經，具有潤肺、平喘、止咳的功效，尤其對於勞累過度引起的虛勞咳嗽效果更佳。如今以杏仁為主製成的杏仁止咳糖漿已被載入《中華人民共和國藥典》，在臨床上發揮著巨大的作用。至於保健功效，杏仁也十分了得。宋代景煥所著的《野人閒話》指出：「服杏仁，令汝聰明，老而健壯，心力不倦。」可見，這款地仙煎膏真是延年益壽的妙方。

馬鈴薯，脾胃虛弱者的「地下麵包」

馬鈴薯味甘性平，入脾、胃、大腸經，具有健胃補脾的功效，適用於脾胃虛弱引起的消化不良、食慾不振等症；馬鈴薯甘而不膩，是一種健康的減肥食品，同時它還能刺激胃腸運動，促進排便，治療便祕；此外，馬鈴薯切片外敷，還能起到解毒、消炎、止痛的功效。

補脾健胃又消炎的馬鈴薯

說起馬鈴薯，我們再熟悉不過了，它不僅是常見的蔬菜，還能當主食充饑。人們可以用馬鈴薯烹製出多種色鮮味美的菜餚，還能烤熟或煮熟直接充饑，所以馬鈴薯也被西方人稱作「地下麵包」。中醫講究「藥食同源」，每種食物都有其獨特的功效，那麼除了食用外，馬鈴薯的養生保健功效如何呢？

五臟——肝、心、脾、肺、腎，分別對應著自然的五種形態，這就是木、火、土、金、水五行，我們的祖先早就發現，食物的偏性與臟腑的偏性相對應，這其中，脾臟對應土，也就是說，脾的個性跟土很類似。「土」象徵著「中正」、「包容」，金太堅硬，水太柔弱，而土居中；心火在上，腎水在下，而脾居中，所以說，脾的秉性和土相吻合，所以中醫就習慣稱「脾土」。所以，具有「土」的秉性的食物就能補脾。馬鈴薯在中國部份地區又叫土豆，顧名思義，就是在土中生長的，它吸收了大地的氣息，食後能夠補益脾胃。其實，很多在土中生長的作物都具有補脾的功能，如山藥、胡蘿蔔等，所以說脾胃虛弱的人，要多吃「土」性食物。從食物味道的角度，馬鈴薯也是有益脾胃的。馬鈴薯味甘，入脾經，有強壯脾土的功效。脾是人體的後天之本，也就是說，人來到這個世界後，飲食代謝，與外界進行物質交換，最重要的器官就是脾，所以凡是飲食方面的疾病，如消化不良、食慾不振、脾胃不和等症，都是由於脾出現了問題。經常吃諸如馬鈴薯、紅薯、芋頭等土性食物，會逐漸補強脾胃，使人胃口好，消化能力強，這樣，我們後天的給養才能充足，人才能健康。

馬鈴薯雖然是甘味，但並不油膩，以馬鈴薯作為主食，既能充饑，又能避免吃得太油膩，所以馬鈴薯也被公認為是減肥佳品。如果想保持苗條的身姿，或是想減掉惱人的贅肉，那就不要每天大魚大肉了，熬上一鍋馬鈴薯粥，或是煮幾個馬鈴薯來吃，久而久之，不僅胃口變好，而且身上的贅肉也會不知所終。

對於老年人，馬鈴薯更是不可或缺。人上了年紀，脾胃虛弱，胃口也大不如前，而馬鈴薯性味溫和，易於消化和吸收。很多老年朋友患有便祕，排便困難，這是他們胃腸功能下降的緣故。而馬鈴薯可入大腸經，能刺激胃腸運動，增強其活力，使老年人順暢地排便，擺脫便祕的困擾。

此外，馬鈴薯的「中和」之性還能解毒、消炎、止痛。很多醫生會告訴腮腺炎患者，用生馬鈴薯切成片敷在患處，就能消炎止痛；對於燙傷也是如此，切好的生馬鈴薯片貼在患處，疼痛就會減輕或消失。

發芽的馬鈴薯不要吃

發芽的馬鈴薯有毒，大量食入後對人體危害不小，輕者咽喉發癢、胸部悶熱、發高熱、上吐下瀉，重者呼吸困難、抽搐昏迷，甚至休克。所以在挑選馬鈴薯的時候，一定要注意看是否是發芽的。如果放在家中的馬鈴薯剛剛發芽，可立即去掉發芽的部分，先用冷水浸泡一下，烹製時加入少許醋，再高溫煮熟，毒素就可去除了。

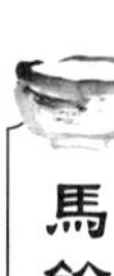

馬鈴薯養生保健食譜

馬鈴薯汁，緩急止痛，通利大便

取馬鈴薯一百二十克，蜂蜜適量。將馬鈴薯切碎，搗爛，絞取汁液，加蜂蜜調溶。每服一至二湯匙，空腹開水沖服。此方出自《食療本草學》。蜂蜜味甘性平，可緩急止痛；馬鈴薯味甘，入大腸經，有通利大便的功效，二者合用，既能緩解腸胃問題引起的疼痛，還能促進排便，使人擺脫習慣性便祕的困擾。

天麻牛肉煲馬鈴薯，補肝腎、寧心神、益氣血的食療名方

取天麻二十克，牛肉五百克，馬鈴薯五十克，料酒二十克，薑十克，蔥十五克，鹽五克，素油五十克。將天麻烘乾打成細粉；牛肉洗淨切四乘四公分的塊；馬鈴薯洗

淨切四乘四公分的塊；薑切片，蔥切段。炒鍋置武火上燒熱，加入素油燒六成熱時，加入薑、蔥爆香，下牛肉、馬鈴薯、鹽、天麻粉，加入清水四百毫升，用文火煲四十五分鐘即成。每日一次，每次食牛肉三十至五十克。此方載於《中國藥膳大典》，是補肝腎、寧心神、益氣血的名方，適用於神經衰弱患者。

神經衰弱的病機較為複雜，多為肝、腎、脾三臟的功能失調，導致神經功能紊亂。中醫認為，肝腎同源，腎虛會導致肝陰虛，引起肝氣旺盛而上擾心神，這就是平時所說的「肝陽上亢」，患者一般感覺眼睛乾澀、看不清東西、心煩急躁、失眠等，而在這道天麻牛肉煲馬鈴薯中，天麻就是息肝風的良藥。天麻味甘性平，入肝經，具有平肝潛陽的功效，常用於治療驚風抽搐、頭痛眩暈、肢體麻木等症，由於其卓越的息風止痙功效，也被人們譽為「定風草」。肝風被平息了，心神和情志便可恢復。

脾虛也是神經衰弱的重要原因。中醫認為，脾主思慮，脾生血以滋養心肺和周身，如果脾運化失常，導致氣血不足，人就會多思善慮，失眠健忘。方中的馬鈴薯和牛肉都入脾經，馬鈴薯重在開胃健脾，促進消化，牛肉重在滋補脾胃，強身壯骨，二者合用，可使脾胃強健，氣血生化充足，榮養五臟六腑，所以經常服食此味，不僅可以消除神經衰弱的症狀，還能使精神煥發，身體強健。

芋頭，健脾消食、解毒消腫的活力「母芋」

芋頭也稱作芋艿、土芝，味辛性平，生食有微毒。芋頭入脾經，可強壯脾胃，經常食用可增強食慾，促進消化，除煩止渴，使人胃腸通暢，肌膚美白。芋頭外敷，具有解毒、消腫散結之功效，對於蜂毒、跌打損傷導致的瘀血腫塊，都有顯著的療效。

芋頭，健胃強身又解毒

芋頭又稱為芋艿、土芝，是一種常見的糧菜兼用的食材。古代每當稻穀歉收、產生饑荒時，官府就常用芋頭代替糧食，賑濟災民，因為芋頭不僅適應性強，而且產量頗高。

芋頭不僅能充當糧食，還能入藥治病。陶弘景在《名醫別錄》中指出芋頭「辛，平，有毒」，並且認為其具有「寬腸胃、充肌膚，滑中」的功效；《滇南本草》說芋頭「味甘麻」。說芋頭有毒，是指生吃會有微弱的毒性，熟的芋頭是沒有毒性的。《食物本草》又說芋頭「療煩熱，止渴，令人肥白，開胃，通腸閉」，可見芋頭不僅能夠開胃健脾，除煩止渴，還能夠使人胃腸通暢，肌膚美白。

腸胃不好的人應該多吃一些芋頭，這樣可以健脾消食，促進消化吸收，增強體質。因為芋頭入脾、胃經，可補益脾土，增強脾胃消化功能。脾是人體後天營養的輸送者，是人的後天之本。首先，脾生血，脾胃強健，則人體氣血生化充足，身強體健；其次，脾主升清，胃主降濁，如果脾胃虛弱，會導致脾不升清，胃不降濁，人就會頭昏腦脹，並且食慾不振、便祕，而芋頭能夠刺激胃腸蠕動，增加大便體積，使人排便通暢，擺脫便祕的困擾；最後，脾主肉，脾胃虛弱的人，多是面黃肌瘦，多吃芋頭，消化吸收功能都會增強，自然「令人肥白」。

除了食用，外敷芋頭也對健康有益。芋頭具有解毒消腫的功能。沈括在《夢溪筆談》中記載了這樣一個故事，說王屋山的隱士劉湯在家中看到一隻大黃蜂被蜘蛛網粘住，無法脫身，這時候大蜘蛛爬過去想要飽餐一頓，不料想被黃蜂蜇了一下，毒性發作，蜘蛛身體膨脹起來，奄奄一息。誰知蜘蛛拼命地爬向屋外的芋艿田裡，並咬破芋艿的梗，然後將蜂螫的傷口在芋艿梗處不斷擦拭，不一會，腫脹居然消失，蜘蛛又活力十足了。這就是關於芋艿可以治療蜂螫的最早記錄。其實，不只是芋艿的梗，芋頭本身也具有消毒的功能，在民間，如果有人被蜂螫傷了，最常見的辦法便是用芋艿梗或芋頭切片敷在患處，效果堪稱神奇。

芋頭不僅能消毒，還能破瘀散結。芋頭味辛，辛味具有發散的功能，對於疏通瘀血很有幫助。當跌打損傷導致局部瘀血腫塊時，可取芋頭和生薑等量，芋頭搗爛如泥，生薑搗爛取汁液，拌入芋泥中，再加入適量麵粉，攪成糊狀，根據患處大小敷在患處，每天更換一次，效果顯著。尤其要注意，芋頭要去皮，因為芋頭皮具有收斂、封藏之功，對於瘀血的散去不利，而且最好取較新鮮的芋頭和生薑，這樣效果會更好。

芋頭好吃，但糖尿病患者不宜多吃

糖尿病患者不宜多吃芋頭，因為芋頭富含澱粉，攝入體內後易轉化為糖類，對血糖的控制和降低極為不利。此外，胃中有積食、胃動力不足者不宜吃芋頭，以免增加脾胃負擔，損害腸胃健康。

美味芋頭，菜品豐富

芋頭的食用方法有很多，炒菜、燒製、蒸煮、燉湯等，都具有滑、軟、酥的特點，美味清香，甜嫩爽口，深受人們的喜愛。

芋頭經常做成甜菜。在生活中，最常見的吃法是把芋頭蒸熟或煮熟後，蘸糖吃或加入精鹽調味。最有名的要屬「紅糖芋艿」，芋艿的「芋」象徵著諧音的「遇」，紅糖則象徵甜蜜的生活，紅糖芋艿寓意人們將擁有幸福甜蜜的生活。古時寺廟的僧尼也十分喜歡吃芋頭，如福建開元寺的「酥酷集珍」，就是利用芋頭做成的甜菜素席；還有普陀寺烹製的「紅燒魚」，乃是用芋頭刻成魚的形狀燒製而成。此外，芋餅、芋泥金瓜、桃花芋艿、柿霜芋泥等，都是香甜可口的素食美味。

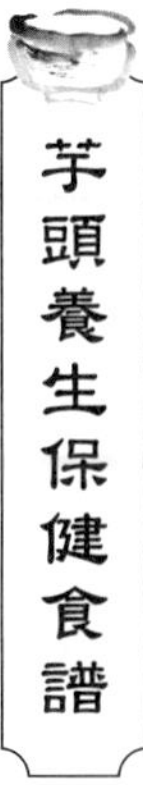

芋子酸臛，健脾止饑、補血填精的食療佳餚

取芋頭一千克，豬肉、羊肉各五百克，粳米八百克，食鹽、豉汁、米醋、生薑各適量。芋頭蒸熟、剝皮；豬肉、羊肉洗淨切片，煮熟。以上三物放入鍋內沸水中，加粳米一併煮之。待米熟，加豉汁、食鹽、米醋等，撒入薑絲即可，趁熱隨意食用。

此方載於《齊民要術》，具有健脾止饑、補血填精的功效，適用於脾胃虛弱。產婦、勞累過度或久病臥床者，身體耗損太大，導致脾胃虛弱，氣血不足，疲勞倦怠，肢體無力，吃飯不香，此時需要著力滋補脾胃。芋頭營養豐富，入脾經，對脾胃的消化功能有促進作用。如在《紅樓夢》中就曾寫道，襲人身體虛弱，李紈便命人給她端去一大碗蒸芋頭，以滋補身體。豬肉和羊肉是滋補品，能幫助人迅速恢復體力。由此可見，脾胃虛弱、肢體乏力的患者最適宜用這道芋子酸臛，產婦、大病初癒者、老年人多食大有益處。

鮮魚芋艿羹，強胃健脾的美味

取鮮芋頭二百五十克，鯽魚五百克，胡椒、豬油、食鹽各適量。將芋頭和魚一同入鍋，加水適量，煮至熟爛，再加入胡椒、豬油、食鹽調味服食。此方載於唐代孟詵所著的《食療本草》，具有強胃健脾之功，適於虛勞乏力者。

芋頭味甘，入脾經，是補脾健胃的良品。而脾為後天之本，主生血，主肉，脾胃強健，氣血生化才能源源不斷，才能生肌肉，所以對於虛勞乏力者，補脾生血是關鍵。鯽魚也是補脾的美味。《醫林纂要》：「鯽魚性和緩，能行水而不燥，能補脾而不清，所以可貴耳。」《本經逢原》也說「鯽魚益胃氣」，可見鯽魚是補脾健胃的上選。二者合用，既能開脾胃，又能滋補血肉，使人強壯有力。

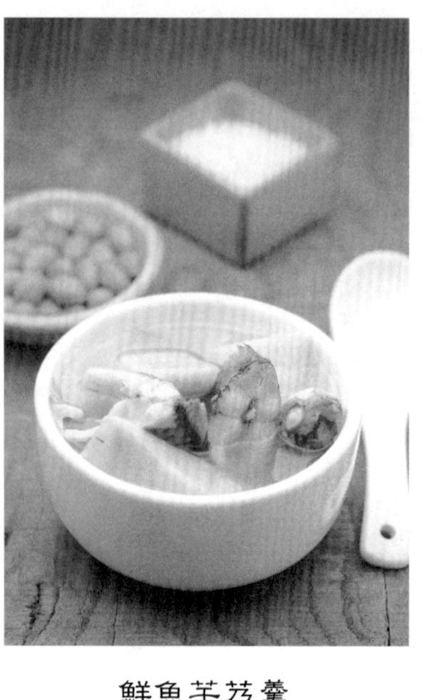

鮮魚芋艿羹

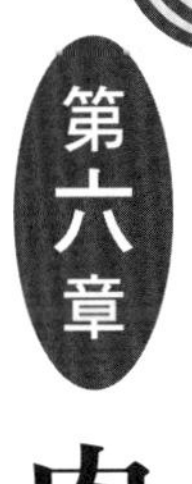

第六章

肉類餐桌：挑肥揀瘦話「膏粱」

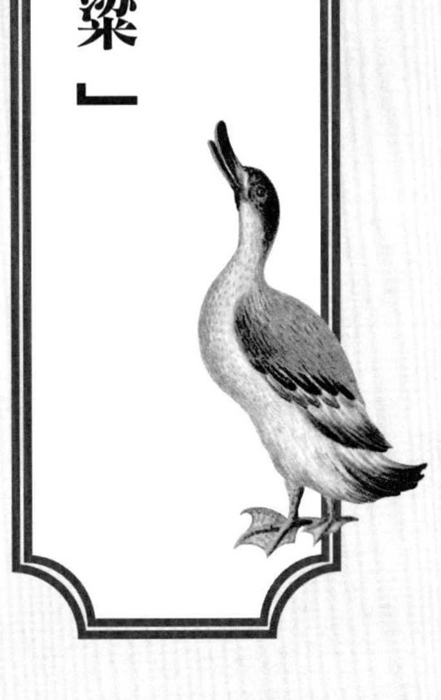

- 羊肉，補元陽、益血氣的溫熱補品
- 牛肉，專補脾土的「肉中驕子」
- 雞肉，補精養血的「羽族之首」
- 豬肉，滋陰潤燥的養生肉
- 鯉魚，安胎利水的「諸魚之長」

中醫養生學歷來是講究素食的，但講究素食，並不等於不吃葷菜，因為肉類對人體尤其是青少年的生長發育，有著重要的作用。清代醫家章穆曾說：「大抵肉能補肉，故豐肌體、澤皮膚，又能潤腸胃、生津液。」這裡指出了肉類對內滋養臟腑，對外潤澤肌膚，並有利於繁殖後代。

所以動物的肉類，確實同植物類食品一樣，不僅可作為食物食用，而且也可以用來治療疾病。

很多人初聽肉類能治病，都覺得是個新鮮事兒，其實，它們的效力，很早就被老祖宗們點化出來，而且抬到了一個相當重要的位置上了。中醫常說「血肉有情之品」，意思是動物藥對人有很大的滋養作用，與人的情分很深，所以自古就有「血肉有情，非金石草木例也」以及「能栽培身肉之精血」的說法。因此，血肉有情之品是最補人的。如鴿子、公雞、泥鰍、黃鱔、蝦、狗肉、羊肉、動物腎以及生殖器、鹿茸等血肉有情之品具有很好的補陽效果；牛奶、雞蛋等具有很好的補陰血、益虛損的作用。這裡值得一提的就是人身上的一種血肉有情之品——胎盤，胎盤的中藥名稱又叫「紫河車」，為父精母血相合而成，能大補元陽，常用於治療各種虛弱病症，是補品中的上品。

根據「血肉有情之品」的理論，中醫還創立了「以臟補臟」的理論。也就是說，心功能不太好可以吃豬心，肝功能虛弱可以吃豬肝、雞肝等，肺氣腫可以吃豬肺，腎功能不好可以吃豬腰子等。在運用上，中醫往往還要聯繫「藏象學說」，這樣效果會更好。例如肝開竅於目，眼睛不好的人也可以多吃豬肝、雞肝等；心主神志，失眠可以多吃豬心；高血壓、高血脂等心血管疾病可以多吃豬血；眩暈、偏頭痛、神經衰弱可以多吃豬腦、狗腦；肺主氣，乾咳可以吃白木耳燉豬肺；腎主水，水腫可以吃豬腰子；痔瘡、腸炎可以吃豬大腸，脫肛可用川椒與豬大腸一起燉著吃；膀胱主排尿，小兒遺尿症可用豬膀胱加入車前草一起燉著吃。由此可見，肉類的藥用作用的確是不可低估的。

當然，中醫也不是一味地鼓勵你去吃肉，吃肉也是非常有講究的。

首先，中醫認為這類食物屬於膏粱厚味，也就是油脂油膩重的食物，尤其是動物性脂肪、蛋白質厚膩豐富的食物，如肥豬肉、牛肉、羊肉等，以及以這些為材料加工製作的副食品。過度進食這些食物對身體是有害無益的。老百姓經常講：「魚生火，肉生痰。」就是魚和肉本來都可以吃，但一定要有節制，它只起到一定的補益作用，不能把它天天當做糧食吃。我們再來看看中國的造字，很有意思，我們先看蔬菜的

「蔬」，草字頭，下面是個疏通的「疏」字，言下之意就是它有疏通氣血的作用。再看葷菜的「葷」字，和「暈」字相通，言下之意就是越多吃腦袋越糊塗。

《黃帝內經》上說：「膏粱之變，足生大疔。」就是過食那些膏粱厚味，就該長「大疔」了，就是長瘡了。實質上這就是中國最早對糖尿病的記載。

所以，家庭的掌杓者在調理家庭飲食的時候，一個重要的方面就是要適量節制膏粱厚味食物，注意做到平衡飲食。要知道平衡膳食是健康的基礎，怎樣才能做到膳食平衡呢？主要是根據身體的營養需求調整飲食結構，注意糧食、果蔬和動物性食物等幾類食物之間的平衡。只有這樣才能達到營養身體、預防疾病的目的。為了保證平衡膳食，應當養成不挑食、不偏食的良好飲食習慣。

實際上吃肉的講究還有很多，怎樣吃肉才能吃出健康，是有很大學問在裡面的。下面，我們就一起來討論如何健康吃肉的問題。

羊肉，補元陽、益血氣的溫熱補品

中醫學認為，羊肉味甘性熱，有補腎壯陽、暖中祛寒、溫補氣血、開胃健脾等作用。《本草綱目》指出：「羊肉能暖中補虛、補中益氣、開胃健身，治虛勞寒冷。」因此，寒冬常吃羊肉可益氣補虛、祛寒暖身，促進血液循環，增加禦寒能力，是冬令滋補佳品。羊肉還可增加消化酶，保護胃壁，幫助消化，很適合體虛胃寒者食用。

助元陽、補精血，驅寒進補佳品

古往今來，人們稱讚天下兩樣食物最鮮，「魚」和「羊」，這兩個字合起來就是

「鮮」字。說起羊肉，確實鮮美而肥嫩。特別是北風吹雪花飄的寒冬季節，在餐桌上擺一盤盤紅燒羊肉、白切羊肉、羊雜碎，然後上一碗熱氣騰騰的羊湯，或者是支起火鍋，與朋友一起涮肥羊，那色、那味、那香，饞得讓你直流口水。

實際上與羊有關的漢字，不僅僅是「鮮」，很多好的字眼都跟羊有關，大家看「羞」字怎麼寫？一個羊加一個丑字，丑就是手，手持羊進獻就是羞，美味珍饈就是這麼得來的。我們再來看「養」字，其繁體怎麼寫？也是「羊」加一個「食」字，所以養生怎麼養，吃羊就是養。因此羊肉不僅僅是古代的一種美食，也是一種養生保健食品。

那麼，羊肉具有什麼樣的養生功效呢？在中醫看來，羊肉具有助元陽、補精血、療肺虛、益勞損等作用。

下面，我們先從羊肉的第一個功效——助元陽開始說起。元陽相當於人體的一個火源，人體要保持一個恆定的溫度，就需要這個熱源來提供能量。在中醫看來，羊肉屬於溫熱的食物，相當於一團火，所以它能夠給我們的身體補足能量。大家吃完羊肉後都會感到熱，特別是大冷天的吃點熱騰騰的羊肉火鍋後，這種感覺最為明顯，所以我們說它能夠「助元陽」。

羊肉的第二個功效——補精血。這跟食物的歸經有關係，在中醫看來，不同食物歸經是不一樣的。在中醫看來，羊肉走的是腎經，而腎藏精血，所以吃羊肉可以起到補充精血的的作用。

當然，很多食物同時歸很多條經絡，羊肉也不例外。它不僅僅是歸腎經，還入心經、脾經、肺經等其他三條經絡。因此羊肉還具有補心氣、養心陽、療肺虛等功效，是一種極好的藥膳食材，非常適合用來做食療。

怕冷不烤火，吃羊肉最好

在現在的辦公大樓裡，常見到我們經常開玩笑說的「冰山美女」，她們最明顯的特點就是怕冷，四肢永遠是冰涼的，這類人最適合吃羊肉。因為羊肉具有溫養氣血，補益陽氣的作用。著名醫聖張仲景在《金匱要略》中就用當歸生薑羊肉湯治療婦女產後氣血虛弱、陽虛失溫所致的腹痛。其實，羊肉不僅補養性強，而且與牛肉相比，肉質細嫩，容易消化，因此體弱者、兒童、遺尿者，吃羊肉可以補身體，提高機體抵抗力；奶水少的產婦也可把羊肉和豬蹄一起燉著吃，通乳效果較好；另外，羊肉含鈣、鐵較多，對防治貧血、骨質疏鬆等有一定益處。

「羊肉補形」，這是有道理的。因為羊肉中所含的豐富的營養物質能增加人體肌肉。有這樣一個人，功課緊張，睡眠不好，胃口差，身體日漸瘦弱，後來得一補養方法，日服一次，一個多月後身體逐漸健壯起來，睡眠變好了，食慾增加了，前後判若兩人。原來他只是每晨服燉羊肉而已。此法簡單易行，瘦弱者不妨一試。

綜上所述，凡身體瘦弱或病後體虛、年老體衰或氣血不足者經常吃些羊肉，特別是在冬季進補季節多吃些羊肉，不但能增加熱量，抵禦風寒，還可補養氣血，強身壯體。

陰虛火氣大，少吃羊肉

有明顯陰虛症狀的人，即大便乾燥，口乾，臉上經常長痘痘，舌紅，煩躁易失眠的人，最好不要吃羊肉。因為羊肉與牛肉、豬肉等比較起來，熱量更高，陰虛的人吃了以後，很容易出現面部潮紅、渾身發熱、呼吸急促、坐立不安等症狀，嚴重者還可能流鼻血。所以這類體質的朋友最好不要吃羊肉，如果不清楚自己的體質，吃了羊肉身體出現不適，也不必慌張，可多喝水，多吃水果來降降火。

除了陰虛火旺的人，肝病、高血壓、急性腸炎或其他感染性疾病及發熱期間均不宜食用羊肉。

羊肉吃法多，搭配很重要

羊肉的做法多種做樣，但要注意在材料搭配上多下工夫，比如說燜羊肉加些馬蹄、玉竹等較為寒涼的配料，能在發揮羊肉本身補中益氣作用的同時降低它的「燥性」；又比如煲羊肉湯，陰虛火旺的人可以加一些黨參、黃豆、花生一起煲，可以對羊肉的「燥補」起到一定的緩衝作用；陽虛的人則可以加上巴戟天、杜仲、黨參、枸杞子、桂圓肉，祛腥的同時滋養肝腎陰。

無論是熬湯還是涮肉的湯，裡面稍微加些薑絲都比較好，中醫認為鮮薑具有發散的功效。如果說我們吃進身體的羊肉是一團火的話，那麼在鮮薑發散的作用下，這些容易導致上火的熱能會像噴霧一樣被散開，溫暖全身各處，而避免了上火現象的發生。

烤羊肉＋冰啤酒，危害最大

現在有一種非常流行的吃法，烤羊肉串加冰啤酒。從中醫的角度來看，炎炎夏日吃羊肉串加冰啤酒是最傷身體的。

因為夏天本是自然界萬物生長最茂盛、最華美的季節。而人作為萬物之靈，這個時候陽氣也最為旺盛。如果這時去吃熱性的羊肉，很可能會給本來已經「很熱」的身體再添一把火，尤其是烤羊肉串，在煙火的熏烤之下，再放點辣椒，無異於在體內點起了「熊熊大火」，這時再有冰啤洒下肚，熱與濕在此「相遇」，便成了濕熱。

如果體內的濕熱過重，就會「堆積」在脾胃中，這就是中醫上說的濕熱困脾。身體就會有很沉重的感覺；胃部經常感到脹悶；每次解大便都感覺解不乾淨，且大便也不易成形等。所以從健康角度來說，最好不要這麼吃。

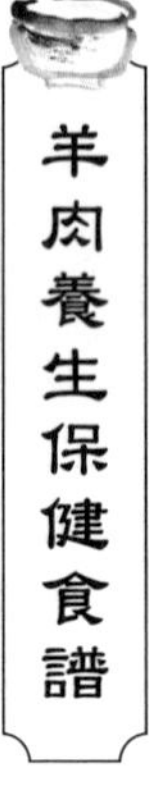

羊肉養生保健食譜

山藥羊肉粥，吃走冬日的寒氣

立冬過後，氣溫驟然下降。俗話說「秋收冬藏」，冬季是人體收藏的季節，這時候進補更容易吸收。所以這時，一碗香氣四溢並具有滋補功效的熱粥更成為人們冬季進補的首選。下面，就來給大家介紹一款出自名門的粥膳——山藥羊肉粥。

本粥出自《飲膳正要》。原料包括羊肉二百五十克，鮮山藥一百克，糯米一百克。首先將羊肉洗淨，放入沸水中汆燙去血水，切成小塊備用。再將山藥洗淨，切塊。最後再把羊肉、山藥一同入鍋，加水八百毫升，用小火煮爛，加入糯米煮成粥，每天早、晚溫過之後即可食用。

這款粥中的山藥可以說是健脾專家，《本草綱目》中就說：「山藥益腎氣，健脾胃，止瀉痢，化痰涎，潤皮毛。」而且它補氣是偏於健脾氣，不熱不燥；補而不膩，補而不滯，非常平和，是健脾補肺、固腎益精的良藥。羊肉甘溫大熱，可為我們的身體提供熱量。山藥羊肉粥結合了山藥、羊肉以及米粥三者的優勢，具有補脾益腎、溫中暖下的功效，同時還具有治療寒性腹瀉的功效。需要注意的是，由於這款粥屬於溫熱的粥類，且山藥有收澀的功效，因此胃熱以及大便乾結的朋友均不宜服用。

蘿蔔羊肉湯，緩解咽痛、鼻子發乾的靚湯

本方出自《飲膳正要》。原料包括羊肉五百克，蘿蔔五百克，草果六克，豌豆一百克，香菜一把，生薑十克，鹽、胡椒各適量。製作時，將羊肉洗淨，在沸水中汆燙去血水，撈出瀝乾，切小塊。蘿蔔洗淨，切滾刀塊；豌豆、香菜洗淨；生薑拍破。沙鍋內加水適量，下羊肉，煮滾，除去上面的泡沫，放豌豆、蘿蔔、草果於湯內，再用旺火燒開，改用小火煨六十分鐘左右，至肉爛為止。最後起鍋前放鹽、胡椒，再煨片刻，起鍋後放香菜於湯上即成。

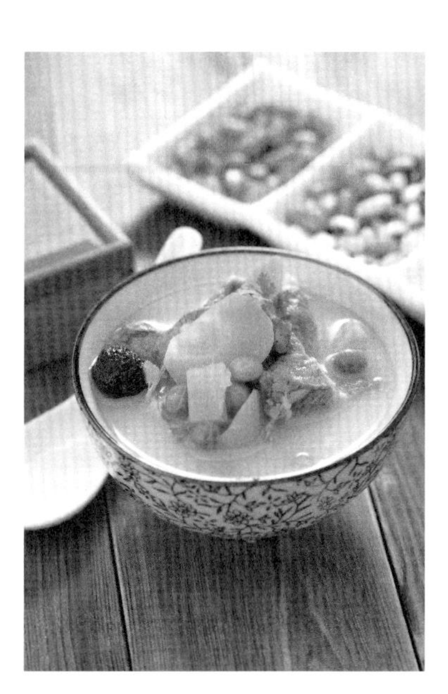

蘿蔔羊肉湯

在這道湯中，羊肉是性溫熱的，而白蘿蔔為辛涼之性，在一起燉後，這種湯和肉就不會有明顯的寒熱之性，趨於中性，所以，一般人吃了可以存其補養之性，而不會上火。

牛肉，專補脾土的「肉中驕子」

牛肉，是我國民眾常吃的肉類之一。牛有黃牛、水牛、犛牛等種類，平時供給食用的主要是黃牛肉。中醫學認為，牛肉味甘性溫，有暖中補氣、滋養禦寒、補腎壯陽、健脾胃、強筋骨等作用。寒冬食牛肉有暖胃作用，為寒冬補益食療佳品。尤其是鮮嫩的小黃牛肉，可以使人身強力壯，最適合身體虛弱者食用。

專補脾土，功同黃耆

牛是世界上最受人喜愛的動物之一。在印度，人們將牛奉若神明。在我國，自古以來也有不少讚譽牛的美言，如「舐犢情深」、「初生牛犢不怕虎」、「甘做人民老黃牛」、「俯首甘為孺子牛」等，愛牛之情溢於言表。

牛肉也是人們最喜愛食用的肉食之一。在古代的肉類食物中，牛肉的地位最高，一般只有貴族才有資格和機會吃到牛肉。這是因為中國是農耕國家，牛是從事農業生產的重要工具，不得隨意屠殺。並且，牛的養殖、生長週期長，養殖成本大，所以，很多朝代都明文規定不許隨意殺牛，這樣，牛肉的價格就很高。

在中醫看來，牛肉也是常用的食補食品，可用來補氣益血、溫補脾胃。中醫認為牛肉是甘味的食物。根據五味與五臟的關係，甘是入脾的，而人體的氣血、五臟六腑的營養，均是脾胃化生的，所以，凡屬於甘味、入脾的食物，一般都有補益脾胃、化生氣血的功效。因此常吃牛肉，尤其是鮮嫩的小黃牛肉，可以使人身強力壯，最適合身體虛弱者食用。至於效果，我們不妨引用古代醫書上的說法，叫「專補脾土」，另外一個讚美之詞，則是「功同黃耆」。

除了牛肉之外，說到牛的藥用，最著名的當屬牛黃了。歷代許多名貴的中成藥，諸如被稱為「中醫三寶」的安宮牛黃丸、紫雪丹、至寶丹，以及六神丸、牛黃上清丸、牛黃解毒丸等，都以牛黃為主要成分。說到這裡，可能很多朋友還不知道牛黃是什麼？實際上牛黃就是病牛體內的一種結石，由於牛患膽結石的並不多，因此，天然牛黃就非常難得，其價格異常昂貴。當然，昂貴也有它昂貴的道理，因為牛黃不僅僅是物以稀為貴而已，在鎮驚和解毒方面的功效也非常顯著。

實際上牛的全身均可入藥。如牛胃，也就是我們平時所說的牛肚，不僅具有很好的彈性，而且肉質細嫩，容易做熟，是提高食慾、促進消化的寶貝。而牛筋對於過度運動損傷肌腱的人和過度不運動肌腱軟骨退化的人來講，也是非常好的補益食品。因此，想要養生保健，不妨根據自身情況，多選擇牛肉或一些牛的臟器來吃，或許也能夠達到某些藥物的養生保健功效。

脾胃虛弱、氣血不足者，最適合吃牛肉

牛肉是脾胃虛弱、氣血不足者的最佳補養品之一，特別對大病初癒、精神體力剛剛恢復的人最適合。如果給他們吃雞肉、羊肉，易引起舊病復發。而吃偏陰寒的豬肉和魚肉的話，又可能導致陰寒過重，凝滯疼痛。而牛肉的平和之性，正好符合體弱之人的特點。所以，若能在五穀為養的基礎上，輔以適當的牛肉以增強補益作用，效果會非常好。

如久病體虛、氣短、唇白、面色萎黃、大便泄瀉、水腫、手足厥冷以及頭昏目眩等症患者，可用牛肉燉湯，有助於緩解病情。

而手術後的病人也可多飲牛肉湯，或用牛肉加紅棗十枚燉服，能補中益氣，助肌生長，促進傷口癒合。如果是食慾不振，又不能進服其他補養藥的朋友，可先喝牛肉湯，也能起到健脾益胃的功效。

感冒發熱或感染性疾病患者當少吃牛肉

由於牛肉為溫燥食品，感冒發熱或感染性疾病發熱的患者不要食用。

由於牛肉中含中等量的膽固醇，凡高血脂，尤其是高膽固醇血症患者，也不宜多吃。

另外，民間認為牛肉是發物，患有濕疹、瘡毒、瘙癢等皮膚病者，以及患有肝炎、腎炎者也應少食。最後需要提醒大家一句，患狂牛症的牛肉一定要禁食。

牛肉吃法有講究

儘管牛肉是脾胃虛弱者的養生保健品，但因為牛肉生長週期長，肉質比較堅實，雖然口感很香，但不易消化，脾胃虛弱的人反而消化不了，這時候可選擇用嫩牛肉做湯食用。做法是將嫩牛肉洗淨後切塊，加酒、水等燒煮，時間要長一些，至牛肉酥爛，再加入胡蘿蔔丁、捲心菜等，略滾一、二分鐘即成。起鍋前，加入番茄醬。用這種牛肉湯澆汁吃小米乾飯，是最好的補脾佳品。

現在在很多大城市，牛肉火鍋很盛行。實際上由於牛肉在其屬性上是偏於溫熱的，如果你用牛肉涮火鍋，鍋底都是花椒、辣椒、陳皮等，牛肉的溫性就加重了，吃了容易上火，體質虛弱的人更容易出現多種不適。所以，吃牛肉注意寒涼與溫熱的搭配。可用白蘿蔔、番茄等與牛肉共燉，因為番茄為酸涼之性，白蘿蔔為辛涼之性，在一起燉後，這種湯和肉就不會有明顯的寒熱之性，一般人吃了也不會上火。

除了番茄、白蘿蔔等燉牛肉，如果喜歡吃牛肉火鍋，吃的時候也可以喝橙汁、酸梅湯，以解牛肉之熱。當然，如果體質上是偏於陽虛的，吃牛肉火鍋反而會覺得很舒服，不在我們的禁忌之列。

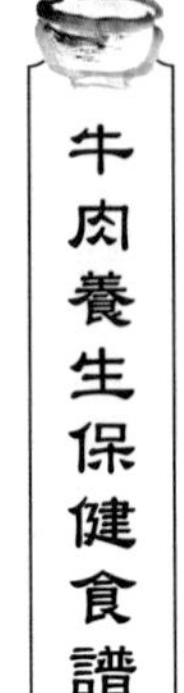

牛肉膠凍，脾胃虛弱、少食乏力者的滋補佳品

本方出自《丹溪心法》，原料包括牛肉一千克，黃酒二百五十毫升，食鹽適量。製作時，先將牛肉洗淨，放入鍋中，加水適量，旺火煮沸，取出牛肉，沖淨浮沫，切成小塊。牛肉再入鍋加水煮沸，改小火煮半小時調入黃酒和食鹽，繼續煮至肉爛汁稠即可。

牛肉膠凍又叫霞天膏，是黃牛肉經熬煉而成的膏。霞天膏補氣益血，健脾安中，適用人群非常廣泛，能治療各種原因引起的虛弱症狀，無論男女老少都能吃，氣虛、血虛、陰虛、陽虛的人都能用。甚至一切有形之病，包括婦科的一些良性腫瘤，特別是中風病人、糖尿病病人，醫生在霞天膏的基礎上再加一些對症中藥，就能治療許多疾病，而且效果非常好。

蒸水牛肉，補益氣血、強壯筋骨

本方出自《壽親養老新書》。原料包括鮮水牛肉五百克，薑、蔥、醋、醬油、味精、酒、香油各適量。製作時，可將牛肉洗淨，剔去筋膜，切薄片，盛蒸盆內；加薑末，蔥段拌勻，使進味後，上籠蒸極爛，起鍋扣入碗內，加酒、醬油、醋、味精、香油拌牛肉即得。佐膳服食即可。

一般來說，人們吃的牛肉主要是水牛肉和黃牛肉兩種。其中，水牛肉性偏涼，不會導致發熱上火，對於有濕疹、過敏和其他皮膚病的人尤其適合。此外，《本草綱目》中還格外強調，水牛肉對治療「消渴」，也就是糖尿病有奇效，所以，血糖高的人也不妨多吃點水牛肉。相比起來，黃牛肉補氣血、強筋骨的作用更強，非常適合有骨質疏鬆的中老年人。

雞肉，補精養血的「羽族之首」

雞肉味甘性溫，有溫中益氣、補精填髓的作用，其滋補作用列禽羽族之首，特別適合畏寒虛弱、神疲乏力的陽虛體質者。民間常用老母雞作滋補品。母雞肉可治風寒濕痹、病後或婦女產後體弱身虛；公雞有益於腎虛者；雞心有補心鎮靜功效，對心悸、失眠患者有益。其中，烏雞的藥用價值最高，對氣虛、血虛、脾虛等各類虛證，均有良好療效。

補肝血，填腎精，雞肉功勳卓著

在十二生肖中，屬禽類的只有一種，那就是雞，所以古人對雞是情有獨鍾的。古人為什麼這麼喜歡雞呢？

一方面是因為雞具有報時的功能，在《三字經》裡面有句話叫「犬守夜，雞司晨」，司晨就是報曉的意思，相當於現在的鬧鐘，雞叫了，意思就是該起床辦事了。在古時的皇宮裡面，由於不讓養雞，所以還特別設置一種官員來代替雞來報時，最後演變成半夜在街上喊「天乾物燥，小心火燭」的更夫。

當然了，雞受歡迎的另一個重要的原因，則在於它的食用價值。幾乎每一個宴席裡面，都會有一道用雞做的菜，我們耳熟能詳的扒雞、燒雞、炸雞、燉雞，甚至是生病後要喝的老母雞湯，都證明雞肉的確相當受歡迎。我們再來看飲食習慣排序裡面，只有叫雞鴨魚肉的，沒有叫肉魚雞鴨的。所以雞在膳食中的地位，正如清代美食家、大詩人袁枚所說的那樣：「雞功最巨，諸菜賴之。」

中國人對雞情有獨鍾還有一個重要原因，是藥用。提起烏雞白鳳丸，女性朋友一定不會陌生，三、四個女人湊在一起話家常時，聽到有誰白帶過多、月經不調，甚至誰臉上長斑、體弱多病，都會建議她用烏雞白鳳丸治療。這烏雞白鳳丸的主藥雞肉，一種是烏雞，一種是白雞。

那麼，雞具有什麼樣的藥用功效呢？

在中醫看來，雞最重要的藥用功效就是補虛。只要是由身體虛弱而引起的乏力、頭暈等症狀，或者是由腎精不足所導致的小便頻繁、耳聾、精少精冷等症狀，都可經常食用雞肉來補虛止損。說到坐月子，大家想到的食物也一定是雞，這也難怪，哪有什麼事情比生兒育女更耗費元氣的呢？就連《本草綱目》中也有相似的烹調記載：「新產婦以雞一隻洗淨，和五味炒香，投兩升酒中，封一宿取飲，令人肥白，又和烏麻油二升熬香，入酒中極效。」由此可知雞的補益作用，絕不是其他補品可以取代的。

雞為什麼具有補益作用，最主要體現在補肝血方面。在中醫看來，雞肉是入肝經，因此具有補肝血的作用，女人在生產的時候會出很多血，肝是藏血的器官，這時候喝點雞湯，便可達到補肝血的功效。

另外，雞還可作為冬季的溫補之品來食用。因為《黃帝內經》認為，雞有辛、溫之性。你看雞一到早晨五點左右就開始打鳴，這個時候是寅時，是少陽之氣主令的時候。雞在此時應時而鳴，說明雞亦為少陽之體，所以也具有一定的辛溫補陽的作用，可補充人體的能量，所以可作為老年體弱、久病體虛、產後虧損的冬季補品，尤其是胃寒較重、虛不受補者，進補雞肉不但能補養氣血，還可療虛祛寒。

雞有很多不同的品種，像家養的黃雞、烏雞等，哪種雞營養價值最高呢？雞雖然皆為辛味，辛入肺，但黃雞色黃偏於入脾，烏雞色黑偏於入腎，所以，不同的雞功用是不同的。一般氣血不足，體質虛弱，或婦女產後，氣血大虧，氣力不足，想補益身體，再下些乳汁的，就要用黃雞補；而有些女孩子，由於腎陽虛，出現月經延遲、量少或痛經等這些宮寒症的，就用烏雞補。另外，雞肉進補時需注意雌雄兩性作用有別：雄性雞肉，其性屬陽，溫補作用較強，比較適合陽虛氣弱患者食用；雌性雞肉屬陰，比較適合產婦、年老體弱及久病體虛者食用。

除了雞肉之外，雞還有一個很重要的藥用部位——雞內金。在消食化積方面功效很好。對於飯後感到胃脹、有堵塞感或大便含不消化食物者，沖服炒雞內金粉，可消除不適。

其實，中醫對於動物類肉食的藥性作用，一直有「以臟補臟」之說，即哪一臟虛，就用動物的哪一臟來補。雞內金的消食作用之強，從雞的生活飲食習慣中就能看出。雞沒有牙齒，且口腔內無消化液，所以，雞是吞食整粒的米、草葉或沙子的，但雞並沒有因此消化不良，雞屎中很少有未消化的整粒米出現，說明雞的下消化道具有極強的消化能力，而這些都是在雞內金中進行。現代研究顯示，雞內金中含有大量的消化酶，可以幫助穀類食物分解，因此，消化不良的人吞食雞內金粉，具有很好的治療作用。

正是因為雞具有如此多的功效，才讓它贏得了羽族之首的讚譽。如果是您也需要進補，且身體情況允許的話，不妨選擇雞肉來進補。

烹調雞肉，以「潤」爲佳

古代養生，講究烹飪和食物的性味相適應。雞為陸地家禽，屬於性溫之物，溫屬於火性，而火性之物主發散，所以不能再拿來作什麼燒烤之物食用，因為燒烤會發散其補益的作用，這就違逆了食物的本性，所以要吃雞，以放在水裡燉最好。

很多人在食用雞肉後，會導致上火症狀的發生，通常和食用羊肉後產生的上火症狀不太一樣，比較容易出現諸如痤瘡、眩暈、牙痛之類的上火症狀。怎樣「和平」地利用好雞肉的補益作用，就要注意炮製方法了。

對於雞肉這樣容易升陽動風的食品，我們不能直接用具有寒涼性質的其他食材來進行制約，畢竟我們還是看中了它具有的溫補性質，寒涼雖可以制約「升陽動風」，但是雞肉那種溫補的效果也會隨之明顯打折。之所以引起「升陽動風」的情況，還是因為雞肉本身的潤性不足而無法制約自身的溫熱性質所致，對於這類性質的食材可以採用油炸的方法來炮製，具有平和滋潤性質的油會適當滲入雞肉內，從而增強雞肉的潤性，阻礙其「升陽動風」的發生。油炸後的雞肉，可以依據個人喜好進行再次加工，做成其他形式的美味。

這種炮製方法類似於中醫炮製法中的「潤」法，唯一不同的是，中醫潤法用的液體是水，而我們這裡強調的是潤性更強的食用油。不必擔心這油炸的油會對身體有什麼不好的，要知道，即使是饅頭和米飯裡的澱粉通過轉化都可以變成脂肪儲存於體內，所以，這一點植物油，不會對身體產生太大影響。

另外，烹調雞肉時，還是儘量避開辣椒。辣椒可以增強雞肉的溫熱屬性和升陽動風的弊端，雖然美味會有些許折扣，但和健康比起來，這都不算什麼。並且，雞肉的做法那麼多，即使沒有辣椒，還有其他口味風格。

雞和酒同屬於升陽動風之物，不宜同時吃，因為具有同樣屬性作用的兩種食材放到一起會起到協同增效的作用。

在烹製雞肉的過程中可以適當加入一些糖，白糖除了增強口感和色澤，更多的是中醫認為它具有緩和的作用，可以減輕升陽動風的程度。

但是，說雞有辛溫、補益之性，是基於過去散養的雞而言，這些雞在白天會一直不停地走動、覓食、追逐，所以才有陽性、溫性。現在在養雞場養出來的雞，從出生到被宰殺，一直被圈在雞籠裡，活動很少，很難有辛溫之性，所以也就妄談補養作用了。所以，要想給體虛的病人補養，還是要買放山雞，就是農家自己散養的雞。

雞屁股是病菌倉庫，當棄掉不要

雞屁股是淋巴最為集中的地方，也是儲存病菌、病毒和致癌物的倉庫，應棄掉不要。雞肉性溫熱，感冒的人如有頭痛、乏力、發熱現象，會使病情加重，也應忌食雞肉，忌飲雞湯。

民間還有一種說法，叫「夏不食老雞」。這也有些道理，因為雞是雜食動物，啄食時不免要吃進一些有毒的小動物，如蜈蚣、蠍子、毒蜘蛛等，夏天進食毒蟲的機會較多，雞體內的含毒量也可能增多。雞對這種毒素有一定的適應能力，其本身不會中毒，但體弱多病的人大量進食後，便會引起中毒，輕則頭昏乏力、噁心嘔吐、腹痛腹瀉、氣短心悸等，重則會有生命之虞。適當的烹調法可以解除這種毒性，如老母雞用文火燉湯，同時多加生薑、八角、蒜、黃酒等佐料，這樣吃下去便無妨了。

民間有個眾所周知的經驗，產婦都用雞來滋補身體，不過，其間也頗有一番學問。產婦吃的雞最好是未產過蛋的雌雞；雞肉和生薑、山藥、枸杞子共燉食，補虛作用更佳，食用時最好是空腹，以利於營養素的充分吸收；產婦如消化不良，可加入白朮同燉，不要吃得太多，一般每週二至三次便夠了。

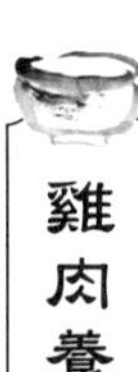

雞肉養生保健食譜

地黃蒸烏雞，體虛患者的日常進補藥膳

本方出自《飲膳正要》。原料包括生地黃五十克，烏骨雞一隻（一千克左右），麥芽糖二百五十克。製作的時候，先將烏骨雞宰殺，去毛、內臟及爪尖，入開水中汆燙去血水，洗淨。將生地黃浸泡至軟，洗淨，取出切成薄片，放入麥芽糖內拌勻，裝入雞腹內。將雞置於盤內，放入蒸籠（高壓鍋也可）內，鍋內加水適量，蒸約九十分鐘

（或高壓鍋蓋閥後，微火煮三十分鐘），注意鍋內加水，不要乾鍋即可，食用時無需放任何調味料。分頓食肉喝湯。

在本道藥膳中，地黃是補益肝腎、滋陰養血的要藥，對於舌紅、口乾、發熱、咽燥及各種陰虛內熱所致的出血症有很好的療效。烏骨雞味甘性平，有補氣養血、健脾利水的作用，常用於治療婦女月經不調、白帶過多、痛經，以及血虛引起的頭痛、頭暈。一般人都認為烏骨雞只適合婦女進補，其實它對於病後體虛、中年早衰以及老年人腎虛耳聾等，也有很好的進補作用。所以本方是補虛損、益氣血、生津安神的妙方。對於氣血虛損、陰虛津傷所導致的燥熱、午後低熱、失眠多夢、盜汗、虛火牙痛等症，均有很好的療效，但需要注意的是，服用本膳時，最好不要加蔥白、蘿蔔等食物。

雞肉餛飩，健脾養胃、潤燥養顏

本方出自《壽親養老新書》。原料包括雞肉二百克，白麵粉二百五十克，蔥白、生薑、花生油、黃酒、食鹽各適量。製作時，先將雞肉剁成肉末，蔥白、生薑切碎。

雞肉末、蔥花、薑末入碗中，加入花生油、黃酒、食鹽、清水，調拌均勻成餡。白麵粉加水和麵，作成薄皮，包入肉餡，製成餛飩。鍋中加水煮沸，入餛飩煮熟。可作主食經常食用。本方具有健脾養胃、潤燥養顏的功效。

在這道菜餚裡面，雞肉味甘性溫，能補中益氣、填精補髓，再配以白麵粉益心脾，蔥白通陽氣，而成補益脾胃之膳。經常食用，脾胃健運，肌膚得以濡養，顏面光潤有澤。可作為老人、兒童、消化不良者的主食。也可作為脾胃虛弱、面色不澤、皮膚乾燥、面容憔悴者養顏之用。

豬肉，滋陰潤燥的養生肉

豬肉是人們日常食用最多的肉類之一，其味甘鹹性平，具有補虛強身、滋陰潤燥、豐肌澤膚的作用。凡病後體弱、產後血虛、面黃羸瘦者，均可用它作為營養滋補之品。與豬肉相比，豬內臟的補益作用更為明顯。人們常說：「胃痛，蒸豬肚子吃」、「心臟病，吃豬心」、「骨折了，要燉大骨吃」、「貧血了要多吃豬肝」、「陽痿要吃豬鞭」等，說明這些豬內臟都有一定的食療作用。

吃豬肉，可滋陰長氣力

大家都知道，不管是吃牛肉也好、羊肉也好、雞肉也好，天天都吃可能會上火，而吃豬肉卻很少出現上火的症狀。為什麼？因為豬性質偏涼，所以豬肉有牛、羊肉等不具備的一種功效——滋陰降火。為什麼豬具備這樣的功效，實際上與牠的生長環境和生活習性是息息相關的。

大家都知道，豬有懶惰嗜睡的本性，每天都是躺著的，只有吃的時候才活動。再加上豬為圈養，環境潮濕，按照《黃帝內經》「陰靜陽燥」的理論，活動多的、偏於好動的屬性偏熱，如飛禽類的動物均有大熱之性。因為牠們活動量都較大，而一般的陸地動物，多數也是偏於熱性的。如牛、羊、狗以及野生動物等，並且活動量越大，熱性越大，如狗的活動量比羊大，所以狗的熱性也大於羊；而羊的活動量比牛大，所以羊的熱性也大於牛。活動少的、偏於安靜的，屬性偏陰。所以古人認為豬有水性，偏寒。因此多吃一些豬肉，一般不會出現上火症狀，這也是現代人食用豬肉較多的原因之一。

實際上與豬肉相比，豬內臟的補益作用更為明顯。用一句話來概括就是「以臟補臟」。人們常說：「胃痛呀，蒸豬肚子吃」、「心臟病，吃豬心」、「骨折了，要燉大骨吃」、「貧血了要多吃豬肝」、「陽痿要吃豬鞭」等。如京城四大名醫之一施今墨在治療糖尿病時，就曾經從現場殺豬取回豬胰臟浸入涼水中，配其中草藥湯劑，讓病人切塊吞服作引的記載，由於其功效奇佳，所以直到今天人們還把施今墨看成是治療糖尿病的泰山北斗。

陽氣偏虛者，少吃爲宜

俗話說：「肥人多痰，瘦人多火。」這句話其實來源於清代名醫程芝田寫的一本叫《醫法心傳》的醫書，原話是「肥人氣虛多痰，瘦人血虛多火」。意思是說形體肥胖的人大多陽氣偏虛，體內有痰有濕，動作較緩，不大喜歡活動，活動時容易肢體疲乏困重。這類人吃了豬肉，容易加重體內痰濕，從而導致罹患動脈硬化、腦中風、冠心病等疾病。因此陽氣偏虛者應少吃豬肉。

豬肉的吃法花樣多，配藥同煲功更佳

豬肉不論炒、煮、燉、燒都好，如配藥同煲，則功效更佳。這是因為豬肉與滋補藥同煲，就是充分利用豬肉的滋陰能力，將藥物的作用發揮得更好，如加開夜班者或老人，當發生齒浮鬆動，牙齦腫脹、微痛，咽乾咽痛，伴頭暈失眠，面頰紅或眼結膜發炎時，多認為是「熱氣」或虛火上升，而飲三花茶、五花茶、涼茶等，結果不但無效反而使病情加重。

其實，上述病患不是熱而是虛，屬陰虛火旺之症，不應用清熱瀉火藥而要用滋陰降火藥。所以可用生地黃、熟地黃煲湯飲服，虛火即降症狀消除。

神經衰弱患者，多因陰虛導致虛火上擾神明，因此，豬肉也是很好的補品之一。如能經常用豬肉與山藥、枸杞子同煲吃，能減輕或消除症狀。

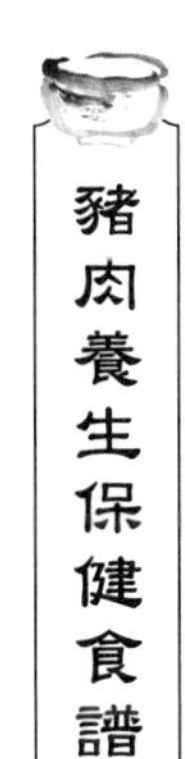

豬肉養生保健食譜

海參燉瘦豬肉，補腎益精、滋潤腸燥

本方出自《隨息居飲食譜》。原料包括瘦豬肉二百五十克，水發海參二百五十克，大棗五枚，調味料適量。製作時，可先將海參洗淨，切絲。瘦豬肉洗淨，切絲。大棗去核，洗淨。把全部用料放入燉盅內，加開水適量蓋好，小火隔水燉二至三小

時，調味後即可。是精血虧損，虛羸瘦弱、津枯便祕患者，以及高血壓、動脈粥樣硬化、冠心病患者的保健良品。

但需要注意的是，脾虛不運導致的便溏腹瀉者，痰濕壅滯的舌苔白膩者，以及感冒外邪未盡者不宜食用。

人們常說的「陸有人參，海有海參」，由此可見海參是非常珍貴的食物，據說朱元璋當上皇帝後，最喜歡吃的一道菜叫做「三事」，就是用海參和魚翅、肥雞、豬蹄等燴燒而成的。在中醫看來，海參味鹹，入腎經，所以具有補腎的功效，因其質地陰柔，所以既能補腎陽，又能滋腎陰，具有陰陽雙補、大補元氣的功效。所以本方又有另外一個名字——陰陽雙補湯。瘦豬肉具有甘平而潤的特點，能潤腸胃、生津液、豐肌肉。大棗則是補血健脾的良藥。把這三種食物煮成羹湯，在補腎養血、潤燥滑腸等方面均有很好的功效。

豬心粥，心虛自汗者的保健粥

本方出自《食醫心鑒》。原料包括豬心一個，粳米一百克，鹽、豬油、味精各適量。豬心洗淨，切成豆粒大小的丁。粳米洗淨。將豬油下鍋，加入豬心炒散，放入鹽、粳米，清水燒開後煮成粥，調入味精後稍煮即可。

在我國，很早就有「以臟補臟」、「以心補心」的說法，所以中醫認為豬心能夠起到補心氣、行心血的功效。現代營養學分析豬心時發現，它是一種營養十分豐富的食品，含有蛋白質、脂肪、鈣、磷、鐵、維生素B_1、維生素B_2、維生素C以及菸鹼酸等營養成分，這對加強心肌營養，增強心肌收縮力有很大的作用。因此可用來治療驚悸、怔忡、自汗、不眠、精神恍惚等病症，並對補血和補心有一定的功效，特別適合那些有心虛自汗病症的朋友。

鯉魚，安胎利水的「諸魚之長」

鯉魚是人們最常食用的魚種之一，它味甘性溫，有利尿消腫、益氣健脾、通脈下乳等功效。可用於治療水腫、乳汁不通、胎氣不長等症。

在現代醫學看來，魚類屬於高蛋白食品，其化學成分與肌肉相似，便於消化吸收及轉化，適合於病人及體弱者。魚類含有豐富的多鏈脂肪酸，具有降低膽固醇、預防動脈硬化和冠心病的作用。鯉魚肉中含鉀離子豐富，可防治低鉀血症，增加肌肉強度，與中醫的「脾主肌肉四肢」的健脾作用一致。

利水消腫、下氣通乳的「子母俱利之魚」

人類對魚並不生疏，早在一萬七千年以前，我們的祖先山頂洞人就已經知道捕魚充饑。由於它那豐富的營養、鮮美的肉味，一直博得人們的垂青。現在，在每年年夜飯的菜餚中，魚可說是必不可少的一道菜餚，不僅為了享受魚肉的鮮美，同時也為討個「年年有餘」的好彩頭。

同其他肉類食物一樣，魚不僅僅用於飲食，也可做藥用。許多人都聽過王祥臥冰求鯉的傳說。王祥為救母病臥於冰上，用體溫融化冰雪，一尾活蹦亂跳的金色大鯉魚躍出水面。王祥把魚拿回家裡給母親做成鮮魚湯，數天未進飲食的老母竟然胃口大開，連讚味道鮮美。食用過後，便覺周身溫暖，氣力大增。當然，魚的種類有很多種，不同種類的功效自然也有所不同。

比如我們經常見到的泥鰍，小小滑滑黑黑的，鱔不像鱔，魚不像魚，還有幾根鬍鬚，簡直就是一個怪物，但卻具有良好的祛火功效，虛火大的朋友，就可向這個「消防隊員」求救。

還有鯽魚，也非常有特點。民間有「魚生火」的說法，但鯽魚是個例外，據《本草綱目》記載「諸魚屬火，唯鯽魚屬土，故能養胃」。就是說大多數魚都屬火性，只有鯽魚是屬土性的，土能制水，所以吃了之後不但不會上火，還可治療各類水腫，無論是妊娠水腫、腎病水腫、脾病水腫、肝病水腫，都可以用鯽魚來進行輔助治療。

下面我們再來談談日常生活中食用較多、藥用價值較大的魚種——鯉魚。鯉魚具有肉質厚實、味道鮮美和營養豐富的特點，所以在上古時期就已經被古人評為食品中的上品，《詩經．衡門》就有「豈其食魚，必河之鯉」的記載，而孔子的兒子出生時，魯昭公送給他的禮品就是鯉魚。

鯉魚的藥用也是很廣泛的，其中最常用的一個功效就是消腫。用鯉魚治療水腫，首先出現在晉代葛洪《肘後備急方》裡，一共有三張處方。後來逐漸增加，到清代的時候，以鯉魚為主的、有文獻記載的藥方共有四十多張。由此可見鯉魚用於消腫功效是十分肯定的。特別是赤小豆鯉魚湯，運用非常廣泛，很多古代的醫書都轉錄了這一妙方。

鯉魚為什麼具有消腫功效呢？李時珍的說法是，因為鯉魚屬於陰中之陽。在中醫看來，水是寒涼的，這就決定了水生生物基本上都是寒性的，但在水中始終不停游動的都是熱性的，因為在寒涼的海水中沒有足夠的動力它是動不起來的，所以魚、蝦都是熱性的，而且要比飛禽還要熱，這就是陰中之陽的意思，所以中醫認為鯉魚甘溫，甘溫的東西可以起到疏通血脈的作用，血脈一通，水濕自然也就跟著被排除了，所以鯉魚具有利水消腫的功效。

鯉魚的另外一個功效是通乳，一些產婦將絲瓜與鯉魚、豬蹄、腰花煨湯，喝下後發現乳汁分泌旺盛，這主要是絲瓜的絲瓜絡和鯉魚在起作用。絲瓜絡是一種堅硬的植物纖維，我們一看到這些纖維，就會聯想到人體的經絡，而中醫通過實踐，也證明了絲瓜絡通經絡的作用。鯉魚之所以具有通乳功效，則主要與它的甘溫之性有關。實際上，只要是產後的婦女，都可多食鯉魚，因為鯉魚除了具有通乳功能之外，還能夠幫助子宮儘快排出「餘血」，也就是醫學上所說的「惡露」。因此《曲池婦科》稱鯉魚是「子母俱利之魚」。

陰虛燥熱者，慎食鯉魚

由於鯉魚味甘性溫，多吃可能會出現燥熱的現象，因此陰虛體質的朋友要少吃。而患有淋巴結核、支氣管哮喘、惡性腫瘤、蕁麻疹、皮膚濕疹等疾病者要忌食鯉魚；由於鯉魚是發物，上火煩躁及瘡瘍者也要慎食。

另外，按照古人的說法，鯉魚生活在水中，一刻也不休息，所以具有動風的特點，因此多吃可引發風病。故有高血壓以及其他心腦血管疾病的朋友要少吃。

「活吃鯉魚」是一道名菜。魚菜上桌後，嘴還在一張一合，有時魚尾還在顫動。實際上這樣燒出來的鯉魚並不鮮美，也不利於健康。

從味道上講，這種燒製方法時間短，魚體不能充分吸收調味品中的汁液。

從營養方面講，活魚肌肉組織中的蛋白質沒有分解產生氨基酸，肉質較硬，不利於人體的消化吸收。另外，烹製時為保持魚的鮮活，燒製時間短，魚體燒不透，會半生半熟。特別是淡水魚中常帶異形吸蟲等寄生蟲，食用這種魚，就有可能患寄生蟲病，出現食慾不振、腹脹、腹瀉、水腫、肝腫大等病症。因此不要活吃鯉魚。

另外，《飲膳正要》說：「雞肉不可與魚汁同食。」雞肉甘溫，鯉魚甘平。雞肉補中助陽，鯉魚下氣利水，性味不反但功能相剋。所以在古籍中有鯉魚不能和雞肉同吃的說法，這是有一定道理的。當然，不能同吃主要指不可同煮、同煎炒。

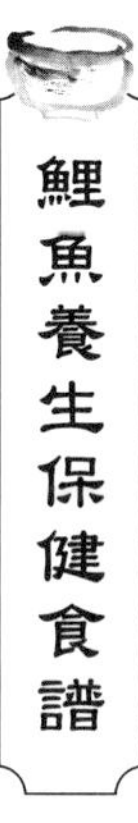

鯉魚燴，補益脾胃、利水消腫的古老菜餚

本方出自《壽親養老新書》。材料包括鯉魚肉三百克，油、鹽、蒜、醋等調味料各適量。製作時，將鯉魚去骨刺，切成細絲；鍋內放油，燒七成熱，倒入魚絲翻炒，並以蒜醋等調味，將熟時入水少許，勾芡出鍋備用。每日一劑，佐餐食用。

鯉魚燴是一道十分古老的菜餚，漢代就有了「就我求珍餚，全盤燴鯉魚」的讚美詩句。宋代醫學家蘇頌甚至把「燴鯉」列為「食品上味」。由於這道菜最大限度地保留了鯉魚的原味，沒有側重於鯉魚的哪一種功效，因此可作為日常的保健食譜，具有補益脾胃、利水消腫的功效。適用於脾胃虛弱、水濕內蘊之脘腹痞滿、納呆食少、四肢困重、腿腳腫脹、小便短少等；亦可用作妊娠婦女及中老年人的日常保健菜。

第七章

油類餐桌：油裡藏醫顯神通

- 豬油，補虛、潤燥、解毒一把抓的常用動物油
- 芝麻油，善解諸毒，百病能治
- 豆油，潤腸通便的健康植物油

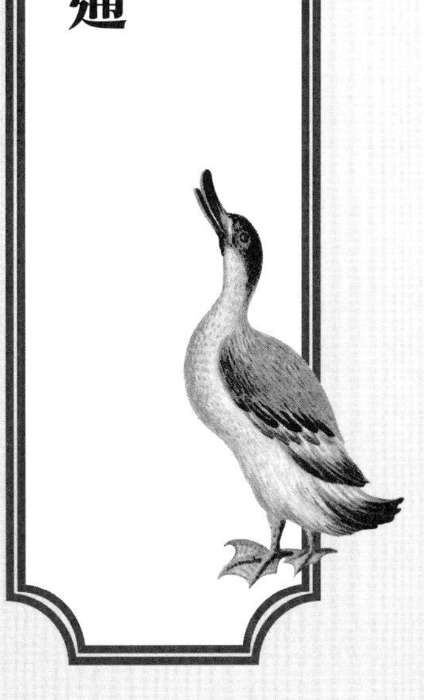

說起食用油，大家並不陌生。開門七件事，柴米油鹽醬醋茶，油與我們的生活息息相關。食用油是廚房的必備品，一般分為動物油和植物油。動物油以豬油、羊油、牛油等為主，植物油有豆油、花生油、橄欖油等。動物油和植物油有什麼區別，二者在養生保健上又有何功效呢？

動物油就是動物身上成塊的脂肪，而植物油一般則是用植物的種子榨出來的油。常溫條件下，動物油為固態，而植物油為液態，但二者都味甘，性平和，入脾胃經，能補充人體所需的營養和能量。

根據中醫以形補形的理論，動物油更容易使人發胖。所以當一些人營養不良、身體消瘦時，最簡便的辦法就是吃成塊的脂肪，比如豬油就常被用來增肥，這一點是植物油不具備的。但是植物油也有其自身的優勢，那就是潤腸通便。雖然動物油也有此功效，但其效果比不上豆油、芝麻油等植物油。因為植物油本身就是液態，食入後可入大腸經，能迅速潤滑腸胃，促進腸道蠕動，增加排便，於是植物油也就成了便祕患者的首選。

如今人們越發富足，飲食也越來越豐富，隨之而來的飲食健康問題也令人擔憂。很多人生活富裕了，便每天大魚大肉，山珍海味，食入了過多的動物脂肪，而動物脂肪富含的飽和脂肪酸是動脈粥樣硬化等心腦血管疾病的主要誘因。很多醫生都建議患者食用植物油，因為植物油幾乎不含飽和脂肪酸，對人體健康十分有利。所以，對於血脈活力不足的老年人和心腦血管疾病患者，食用植物油是保持健康的長久之道，而對於健康人，則最好二者配合食用，不可偏廢。

除了食用，植物油大多還具有殺蟲、止痛、消炎等功效，在日常生活中發揮了巨大的作用。如豆油可以驅除蛔蟲，還能治療疥瘡；芝麻油能解毒消腫，食入魚蝦中毒或者是跌打損傷，服用或外敷芝麻油都能達到良好的效果。本章將帶您瞭解豬油、芝麻油、豆油等常見食用油的養生保健功效和食用方法，並準備了治療相關疾病的驗方，為您的健康保駕護航。

豬油，補虛、潤燥、解毒一把抓的常用動物油

豬油是豬身上的成塊脂肪，也稱作「板油」。豬油味甘性平，甘味入脾，使人發胖，可用於消瘦者增肥；又可入肺經，滋補肺陰，平喘止咳，用於肺虛患者。豬油還能有效滋養皮膚毛髮，使人肌膚細膩光澤，頭髮烏黑茂盛。此外，豬油入大腸經，其性滑膩，有潤腸通便之功，便祕者可經常服食。

豬油，補虛的佳品

最常見的食用油當屬豬油，即豬身上成塊的脂肪，古人稱為豬脂或豬脂膏，現在人們普遍稱其為「板油」。豬油不僅是飲食烹飪的常用材料，使菜餚更加美味可口，

還能夠治療多種疾病，為我們的健康保駕護航。中醫認為，豬油味甘，性平，入肺、脾、大腸經，有補虛、潤燥、解毒等多種功效。

首先我們要知道，油脂對於動物意味著什麼？當人的胃口好，營養攝入充足時，就會發胖，這其實就是脂肪累積的結果，所以說，脂肪是機體儲備起來的、暫時不用的能量，而且這種能量比其他形式的能量更為優質。我們形容某個人很富有，就說他「富得流油」，而身體瘦弱的人要多吃點「油水」，這說明豬油可以補充人體營養的不足，使人身強體健。「以形補形」，常吃動物油的人，一般都會發胖。

豬油能夠滋養五臟，對脾胃和肺尤其有益。豬油味甘，甘味可入脾，能使脾胃強健，消化功能增強，胃口大開，所以脾胃虛弱、食慾不振、身體瘦弱的朋友可用豬油來增肥。脾胃強健了，還能增進肺的功能。中醫認為，脾屬土，肺屬金，土可生金，所以中醫自古就有「肺虛者補脾」的說法。很多人經常發熱，乾咳不止，以為多吃一些清涼的食物就能解決問題，但效果並不顯著。因為清熱只是「權宜之計」，問題的關鍵是肺陰虛，即能夠促使肺行使功能的「物質」不足，需要進補，補什麼？當然是補脾，這樣才能「生肺金」，才是「治本」的方法。對此，古人深諳其道，如《壽世保元》中記載的蜂油膏就是利用豬油補脾的特性來治療肺虛咳嗽的名方。

豬油不僅能「補內」，還能「榮外」，使人皮膚光滑細膩，有彈性，而且還能有效治療脫髮，使人毛髮再生，為形象加分。中醫認為，肺主皮毛，就是說皮膚和毛髮的生長要靠肺的滋養。豬油能補益肺陰，這就間接促進了皮膚和毛髮的生長。要形容一個女子皮膚好，就說她「膚若凝脂」，其實很多脂類物質都具有護膚的功效，《本草經集注》說豬油「悅皮膚，作手膏，不皸裂」，《名醫別錄》也說它「生髮悅面」，即使人頭髮茂盛，肌膚紅潤。用豬油護膚生髮，外敷比內服的效果更好，如《外治壽世方》記載，每天晚上用熟豬油塗在臉部和嘴唇上，就能有效治療面唇乾燥。

此外，豬油滑膩，又入大腸經，所以具有潤腸通便的功能。人體排便時既要依靠胃腸的蠕動，又需要一定的津液來「潤滑」腸道，否則體內津液太少，就會造成大便乾燥，排便不暢。豬油正好可以充當腸道的潤滑劑，使人排便通暢。但是腸胃健康的人還是應該避免大量攝入豬油，有些小孩子偶爾一次吃得太過油膩，就會發生腹瀉，這就是「過猶不及」了。《聖濟總錄》中有一味豬脂酒，先將酒煮沸，然後加入適量的豬油再煮沸，吃飯之前服下半劑，就能使大小便通暢，此方也成了通便的良方。

熬製豬油不宜用大火

在熬製豬油的時候不要用大火，當油溫超過攝氏二百度時，其營養物質將會發生變化，不僅會產生異味，而且食入後會影響消化，並引起咳嗽、眩暈、呼吸困難、雙目灼熱等症。

此外，豬油不宜貯存過久，當豬油變質並有酸味的時候，切忌食用，以免危害人體健康。

豬油也能作主食

豬油主要作為菜餚的輔助材料，使菜餚味道更香，口感更美。但是也能作為主食來吃，比如豬油拌飯和餅捲豬脂，就是極具特色的吃法。

古時人們生活貧困，不是經常能吃到肉食，他們就把豬的脂肪榨油，炸出的油在寒冷的環境會很快凝固，並能夠保存很長時間，以後吃飯時，每頓挖出一勺，放在米飯中，攪拌好了即可享用，如果有條件，還可加入一些青菜佐餐，味美可口。如今，這種吃法依然是很多人的最愛。

民間有冬天用餅來捲豬油吃的習慣。《瑣碎錄》說：「臘月晨起以蒸餅捲豬脂食之，終歲不生疥瘡，久服肌體光澤。」為什麼偏要在大冷天吃呢？中醫認為，冬季要「養藏」，就是要保住人體的陽氣。寒冬臘月，人體的陽氣為了避免耗散外泄而向內收，此時應該注意進補一些有營養的東西，因為此時臟腑尤其是脾胃的陽氣旺盛，有足夠的能力將其消化吸收；而到了炎熱的夏季，最好不要吃過於甘膩的食品，因為此時人體的陽氣都生發到體表，導致臟腑功能相對薄弱，無力消化豬油這樣高質的補品。豬油營養豐富，在臘月大口大口地吃豬油，能補益中氣，強壯身心，同時還能潤澤肌膚，您不妨嘗試一下。

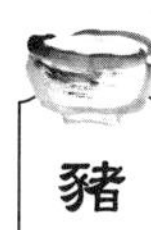

豬油養生保健方

蜂油膏，滋陰補肺有奇效

取生豬油一百二十克，蜂蜜一百二十克，米粉一百二十克。將生豬油切塊，與蜂蜜、米粉同時入鍋，煎熬成膏，收貯備用。每天數次，每次服一匙，放在口中含化。此方出自明代龔廷賢的《壽世保元》，具有養陰潤燥，補肺止咳的功效。

用蜂油膏治療肺病，是中醫常見的方法，其實質就是「補脾益肺法」，是基於五行相生理論的一種治療方法。五行相生，脾屬土，肺屬金，土可生金，意思是脾土的強健能夠增強肺的功能，所以也把這種方法稱作「培土生金」。當人體肺出了問題，如肺陰不足，就可以從補脾著手。蜂蜜和豬油都是典型的甘味食品，甘味入脾經，對脾土有很好的補益作用；而且豬油甘膩，有養陰、潤滑肌膚的功效；蜂蜜的甘味還可以緩急、潤腸通便，二者合用，既能夠調理、補益脾胃，促進消化，還能夠滋補肺金，平喘鎮咳。米粉味甘性平，有補益中氣、健胃和脾的作用，醫聖張仲景經常在方劑中使用米粉，就是取其和胃補脾之意。但要注意，

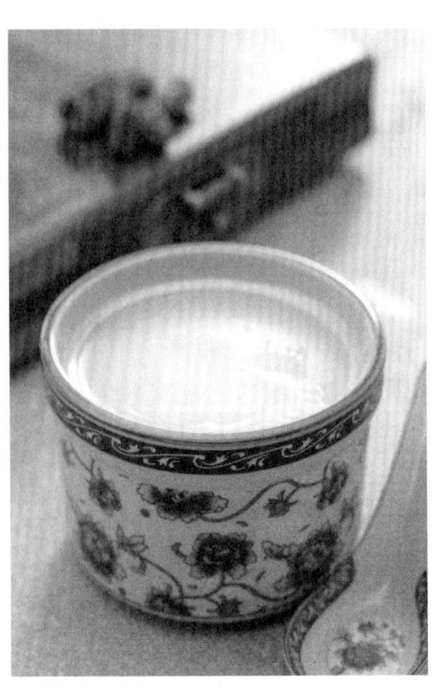
蜂油膏

豬油富含油脂，而蜂蜜又能加速排便，所以肥胖者和脾虛腹瀉者最好慎食此方。

豬膏酒，標本兼治抗虛勞

此方記載於《醫方集解》。取豬油和生薑各三百克，米酒一千五百毫升，先將鮮生薑搗碎榨汁，再將豬油置於鍋內用文火化開，倒入薑汁、米酒，攪拌均勻煎透即可，每天早晚各服一次，每次二十至三十毫升，可有效滋陰潤燥、養筋壯骨，適用於過度勞累，四肢無力，筋、爪疼痛，不能長時間站立的患者。

中醫認為，「久立傷骨，久行傷筋」，就是說長時間站立會傷害骨頭，長時間行走會損傷筋，而五臟之中，腎主骨，屬水，肝主筋，屬木，腎水生肝木，就是說腎的強壯可增強肝功能，所以中醫也有「肝腎同源」之說，二者一榮俱榮，一損俱損，可見身體長時間勞動而得不到充足的休息，既損肝，又傷腎。而且「爪為筋之餘」，可見爪甲是筋的延伸，就像枝葉之於樹幹，樹幹枯竭，枝葉也就掉落了。所以勞累過度，損傷了肝腎的人，常會有指甲疼痛的症狀。怎麼辦好呢？中醫提出了標本兼治的豬膏酒，堪稱絕妙。

正常情況下，人體的筋骨需要水液來滋潤，就像車的引擎也需要潤滑油一樣。過度勞累，肝腎的水液就會耗乾，筋骨就會失養，這時候應該及時補充水液。中醫認為「辛能潤燥」，《黃帝內經・素問・藏氣法時論》說：「腎苦燥，急食辛以潤之」，腎水不足了，應急辦法就是吃辛辣食物，因為辛味發散，能夠「致水液，通氣也」，辛味將氣驅趕走，周圍臟腑的水就會被導引過來，即中醫所講的「氣至水亦至」，所以用薑汁辛味發散的功能，能夠滋潤肝腎，及時保護筋骨，這就是「治標」。如何「治本」呢？當然是要補充人體營養的「虧空」，豬油正好擔當此任，它營養豐富，通過脾的運化作用，能生血以滋補肝腎，全面補充人體營養。此外，豬膏酒中的米酒也體現出了中醫的智慧，米酒味道偏甜，所以適合更多人飲用；酒能擴張血脈，加速氣血運行，把人體進補的營養及時地送到身體各處，使人體迅速恢復強健。體虛之人飲用豬膏酒，養筋骨，補肝腎，確是上佳的選擇。

芝麻油，善解諸毒，百病能治

芝麻油簡稱麻油，俗稱香油，味道極香，是重要的烹調調味品。其味甘，性涼，入大腸經，所以能有效清除腸道積熱，用於治療腸道熱盛引起的排便不暢以及婦女產後胎盤滯留等症。芝麻油能調和諸味，其解毒功能在植物油中首屈一指，砒霜中毒、魚蝦肉中毒等，通過飲芝麻油，不僅可緩解疼痛，還能幫助吐出毒物。

通便解毒的芝麻油

要說廚房之中什麼東西最香，那當然要屬芝麻油了，從它的名字我們就能知道其濃厚的香味。其實，芝麻油就是用芝麻榨出的油，也叫做麻油，是居家飲食重要的油料之一。做菜、和餃子餡，芝麻油都會大顯身手，為我們的餐桌增色不少。那麼從養生的角度看，芝麻油對於人體有哪些功效呢？

藥性歌訣如此概括芝麻油的特性和作用：「麻油性冷，善解諸毒，百病能治，功難悉數。」這說明，芝麻油是涼性的，並且具有解毒功效，能治癒多種疾病。

在中醫看來，芝麻油味甘，性涼，《得配本草》說芝麻油「入手陽明經」，手陽明經即大腸經，所以芝麻油的涼性能夠清熱，其滑膩的特性能夠滋潤腸胃，促進排便，對於便祕、大便不通等症有明顯效果。如《本草拾遺》就說芝麻油「主腸秘內結熱，服一合，下利為度」，如果腸胃有熱，導致腹部不適，大便不暢，適量喝點芝麻油，既能清除燥熱，還能促進胃腸蠕動，使排便更加輕鬆。此法尤其適合津液乾涸而致的老年便祕。由此可見，芝麻油具有「利下」的功能，即有助於體內濁物向下排出。中醫利用此特性，用芝麻油治療產婦胞衣不下（胎盤滯留）。古代名醫陶弘景在《名醫別錄》中就記載芝麻油「利大腸，胞衣不落」，說明在古代如果婦女分娩後胎盤長時間不下，可用芝麻油的滑膩性質將其導出。

多數油類都具有甘味，能解毒，芝麻油也不例外，而且其解毒功效比豆油等更好。中醫認為五味各自有其偏性，比如辛味具有發散功能，酸味有收斂的功能，而甘味可「緩急」，就是說甘味能夠緩解其他藥物或食物的刺激性或毒性。甘味對於人體，就像一個維護治安穩定的協調者，能化解多方面的矛盾。所以中醫在用附子或川烏等大熱、大毒之藥時，往往在方中加入紅棗、蜂蜜等，目的就是用紅棗和蜂蜜的甘味來緩和藥性，所謂「是藥三分毒」，多吃點甘味食品就能起到緩和藥效的作用。

有一味中藥以其味道而命名——甘草，是解毒的名藥，它能調和諸藥，確保人體不被過於猛烈的藥性傷害。芝麻油雖然不具有甘草「調和諸藥」的本領，但是它的解毒功夫也絕不一般。如果誤食了砒霜，一時間又不能到醫院救治，最好的辦法就是喝一碗芝麻油，病人就能安然無恙；如果是食用魚蝦中了毒，也可以喝一碗芝麻油，不一會兒就可以吐出毒物，保證安全。此外，芝麻油還具有殺蟲、消腫、生髮等功效，用途十分廣泛。

芝麻油最好「點到爲止」

用芝麻油烹製菜餚，主要作用是增加香味，在涼拌菜的時候淋上幾滴，或是炒菜出鍋前加幾滴，注意，芝麻油不要放太多，因為其香味實在太濃了，加多了反而影響飯菜的味道，要適可而止。另外，芝麻油也可以蘸著吃，南方人在吃火鍋的時候喜歡蘸點香油，而北方人吃餃子時也會蘸點，都是為了增加香味和口感。

另外，清代王孟英指出：「麻油惟大便滑泄者禁之。」胃腸功能衰退，導致腸滑不固，患者腹瀉、大便稀薄，這時如果再進食滑膩的香油，無疑會加重病情，故應忌食。

購買芝麻油防假冒

如今市場上有很多假冒偽劣的芝麻油，消費者在購買時一定要注意區分真偽。一般情況下，假冒偽劣的芝麻油都是在芝麻油中摻入了其他低價油，然後再摻入香精，以提高其香味，但是無論摻入多少香精，只要我們學會識別其香味，就能避免上當：芝麻油的香味聞起來很醇厚、柔和、留香也較長，而香精的味道聞起來有膩感，並且刺鼻，留香也較短，據此我們就能鑑別真偽了。

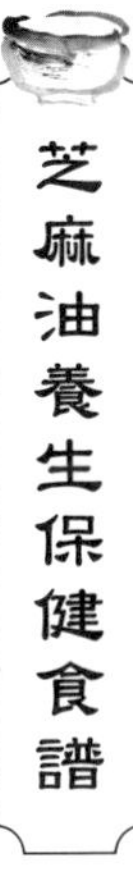

生芝麻油飲，增膚色、祛白斑

取生芝麻油三十克，白酒三十毫升，將二味和勻即可。每次飲二十毫升，每日飲三次，連飲二個月為一個療程。此方出自《備急千金要方》，可增膚色，治療白斑。服用此方時，百日之內忌食生冷、豬、雞、魚、蒜等。

芝麻油酒，祛風、解毒、殺蟲

取芝麻油二百五十克，黃酒五百克。將芝麻油置鍋中熬十數沸，同黃酒混合均勻即成。趁熱服用，急則一日內服盡，緩則數日服盡。此方在《景岳全書》、《精選集驗良方》中都有記載，具有祛風、解毒、殺蟲的功效，適用於梅毒及癰疽發背、一切惡瘡。

豆油，潤腸通便的健康植物油

豆油即大豆油，大豆雖有黃豆、黑豆之分，但家庭食用多為黃豆油。豆油味甘性平，具有緩急、解毒之功效，既用於腸胃痙攣、疼痛，又可治療藥石中毒，緩解體內毒性。豆油滑膩，入大腸經，可潤腸通便，用於治療腸阻塞、腸絞痛等症。此外，豆油有殺蟲的功效，體內蛔蟲以及皮膚上疥蟲，在患處塗上豆油都有顯著效果。

豆油，驅蟲潤腸又通便

豆油一般是指大豆榨出的油，因為大豆的顏色不同，有黃豆和黑豆之分，所以黃豆油和黑豆油統稱為豆油。居家過日子，廚房中一定少不了豆油，因為它是生活中最為常見的植物油，如今我們食用的小包裝成品油，多數都是大豆油。

藥食同源是中醫的基本理論之一，那麼與我們息息相關的豆油，都有哪些保健養生功效呢？

想要瞭解豆油對人體有哪些作用，先要瞭解其特性。首先，豆油味甘。中醫認為，食物的五味（酸、苦、甘、辛、鹹）對人體分別有不同的功效。這其中甘味能「緩急」，就是說甘味的食品能夠緩解我們體內的一些緊急情況，比如一些急性的腸胃疼痛、痙攣、毒蟲侵入等，都可以通過甘味來緩解。所以，甘味的豆油也具有緩急的功能，臨床上用豆油治療急性腸阻塞和胃潰瘍，效果十分顯著。在民間，如果家中飼養的貓、狗等小動物誤食了老鼠藥，家人也會採取給它們灌豆油或糖水的方法，以緩解毒性，這也是利用甘味能緩急的特性。

豆油滑膩，入大腸經，所以具有潤腸通便的功效，其實，這與其和中緩急的作用是一致的。比如，當食入了不易於消化的食物時，這些食物便阻塞腸道而導致腸梗阻，出現腸絞痛、嘔吐、腹脹等症狀，這時候適量喝點豆油，既能緩解疼痛，又能潤滑腸道，促進腸胃運動，利於排便。

此外，豆油還具有顯著的驅蟲殺蟲功效。《隨息居飲食譜》說豆油：「潤燥，解毒，殺蟲。」患有膽道蛔蟲症的人喝一點豆油，就能將蛔蟲引出，減輕疼痛的同時，還有利於將其排出體外。李時珍認為，豆油能治療疥瘡。疥瘡的根本是疥蟲寄生在皮膚，導致皮膚瘙癢疼痛，將生豆油塗在患處，就能逐步將疥蟲殺死，恢復皮膚健康。

心腦血管疾病患者宜食豆油

同動物油相比，豆油對身體更有益。如今，食用植物油是人們更為青睞的健康選擇，尤其是患有心腦血管疾病的老年人，醫生都會囑咐他們少吃動物油，多吃豆油、芝麻油等植物油，這是為何呢？原來動物油中含有大量膽固醇，而膽固醇過高是動脈粥樣硬化、肥胖症和糖尿病的誘因。而現代醫學研究表明，豆油中不僅基本上不含有膽固醇，還能有效抑制人體對膽固醇的吸收，對心腦血管疾病有防治作用。此外，大便乾燥者也可以多食用豆油，豆油滑膩的性質能滋潤胃腸，促進排便。

腹瀉者忌食豆油

如果大便不通的人食豆油能通便，那麼脾胃虛弱、腹瀉的人就應該忌食豆油。人體的腸道過於「滑」就不能控制住食物，即「腸滑不固」，使人體不能攝入足夠的營養，所以我們常見到腹瀉的人臉色發青，這時候如果再食入滑膩的豆油，無疑會加重病情。

不要生吃豆油

除了應急治療腸胃疼痛、毒蟲侵擾外，不要生吃豆油。生豆油中含有少量有毒物質，能夠降低人體的造血功能，所以拌涼菜或和餃子餡時不要用生豆油。可以將豆油下鍋熬煮後食用，有毒物質就會揮發，不會再危害人體了。

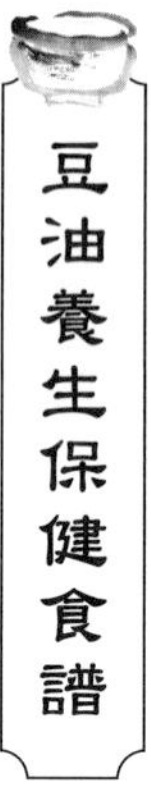

蔥汁豆油，緩急止痛、驅蟲消積

取蔥白三十克，豆油（或芝麻油）十毫升。將蔥白搗爛取汁，與豆油調和備用。每日一劑，分二次空腹時飲服（兒童酌減）。

此方出於《瑞竹堂經驗方》。可緩急止痛，驅蟲消積。適用於蟲積腹中之卒然腹痛，痛繞臍周。豆油可緩急，減輕疼痛，同時可以殺蟲。日常生活中，蔥白也用於殺蟲消毒，這是因為蔥白的辛味較強，具有發散功能。《本草經疏》說蔥白「殺百藥毒者，則是辛潤利竅而兼解散通氣之力也」，意思是辛味走氣，有發散之功，所以能通竅驅毒。因豆油滑膩，促進胃腸蠕動，利大便，所以此方還能有效清除積食，治療飲食不節導致的胃部不適。服用蔥汁豆油後，有時會伴有輕微的噁心、嘔吐，大便可能變稀，這些都是豆油藥性的體現，為正常反應。

豆油藕粉糊，驅蟲潤腸

取豆油六十克，藕粉適量，二者一同調成稀糊狀即可。以上為一日量，分三次燉溫後服食。此方見於《中華外科》，具有驅蟲、潤腸的功效，是治療小兒蛔蟲性腸阻塞的常見方。蛔蟲在小兒體內活動，阻塞腸道，引發疼痛。豆油藕粉糊中，豆油可殺蟲，緩解疼痛，並能有效保護腸胃，恢復其活力；藕粉健脾開胃，通便止瀉，有助於蟲屍排出體外。

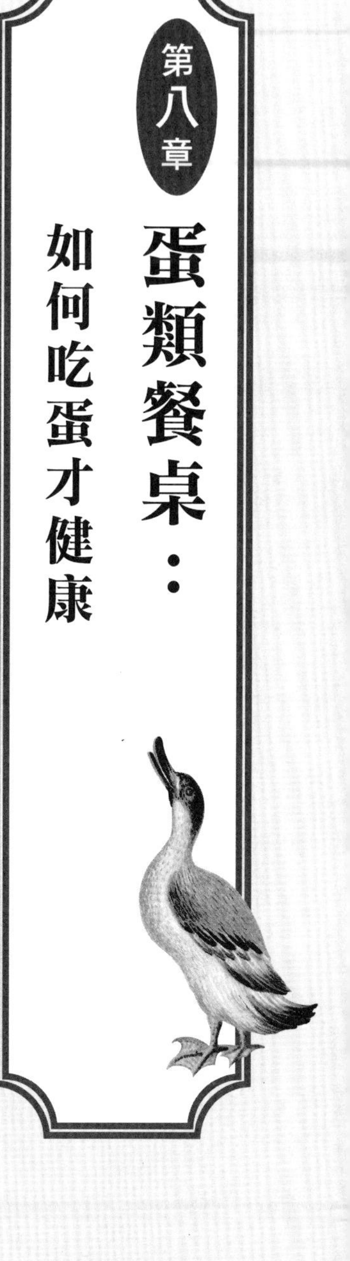

第八章

蛋類餐桌：如何吃蛋才健康

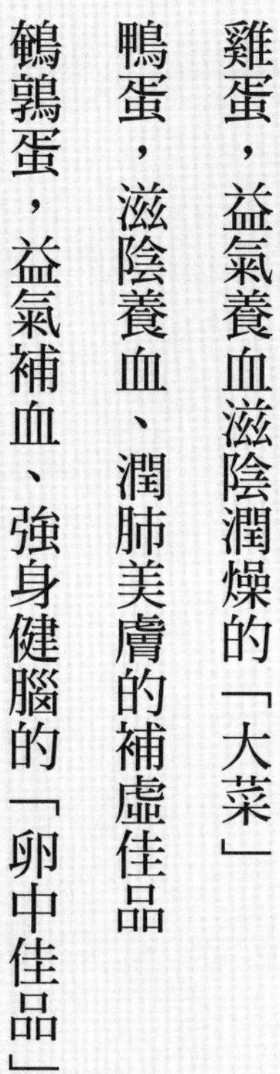

- 雞蛋，益氣養血滋陰潤燥的「大菜」
- 鴨蛋，滋陰養血、潤肺美膚的補虛佳品
- 鵪鶉蛋，益氣補血、強身健腦的「卵中佳品」

中國不少地方有這樣的風俗：凡是女兒懷孕幾個月，做媽媽的便差人攜蛋去送給女兒。到臨產前，媽媽又送一回蛋，稱之為「催生」，意思是說催促其平安地生產。生了孩子，為了慶賀家庭增添人丁，祈求孩子安寧成長，向親友鄰里送去煮熟並染紅的雞蛋，稱之為「送喜蛋」。小孩滿月，外婆還要送滿月蛋，以表慶賀。小孩初上學時，父母要給孩子拿煮熟了的雞蛋，還要在孩子的書上滾幾下，意思是說祝福孩子把書讀得滾瓜爛熟。

人們之所以送雞蛋，除了祈福的寓意外，還在於禽蛋營養豐富，對人的營養保健價值高。當然，和其他食物一樣，禽蛋也是我國食療養生的一個重要組成部分，歷史也是十分悠久的。

早在原始社會，我們的祖先為了生存，過著「茹毛飲血」的生活，有時也採集鳥蛋充饑果腹。在用禽蛋充饑的同時，他們發現身體某處的痛楚逐漸好了起來。人們在生產勞動之時，身體表面不可避免地會出現外傷，但在收集禽類蛋卵時，無意將蛋清、蛋黃沾在傷處，發現傷處的疼痛減輕了。久而久之，人們認識到了禽蛋不僅可以充饑，還可治病。於是便將禽蛋的充饑和治病結合起來，即現代人所說的食療。

考古發現禽蛋療法源遠流長。在甲骨文中即有蛋類作為食品的記載。而用於醫用的文字記錄則出現在我國第一部本草專著《神農本取經》，在這本古代醫療典籍當中，已把「雞子」作為藥品收錄，說它「主除熱、火瘡、癇痙，安五臟」。而中醫早期經典著作《黃帝內經》中也有用雞蛋治療血枯病的記載。

近年從漢墓中出土的《武威漢代醫簡》記載的「千金膏藥方」，不僅用「雞子」（即雞蛋），而且用「雞子中黃者」（即雞蛋黃）與中藥配伍，治療「癰」。雖然雞子黃及雞子在「千金膏藥方」中不是主藥，但是它的賦型作用及治療作用絕不能忽略。

長沙馬王堆出土的帛書《五十二病方》比《黃帝內經》、《神農本草經》成書更早，書中也有「以雞卵並兔毛，博（敷）之」治（火）傷潰爛，用鳥卵治療白處（相當於現在所說的「白斑」一類的皮膚病）等記載。

到了近代，近代名醫張錫純對禽蛋療法的發展也有重大貢獻。薯蕷雞子黃粥就是他創製的，這個藥方作為治療腹瀉的經典藥方而使用至今。

以中醫學的觀點來看，蛋類為血肉有情之品，其混沌未分，潛藏著生氣，孕育著生命，不是其他無情的草木所能相比的。

任何療法都有其適用範圍，禽蛋療法在使用時亦應注意避開禁忌症。古人在使用禽蛋治病的時候，十分重視這一問題，他們對禽蛋的食用入藥，都有宜忌。

雞蛋，益氣養血滋陰潤燥的「大菜」

家家菜籃子裡少不了雞蛋。它是人們日常生活中最重要的食品之一，雞蛋不僅營養全面，還具有養生保健、防病治病的功效。雞蛋味甘，性平，歸肺、脾、胃經，可以益氣養血，能補益五臟，扶助正氣，滋陰潤燥，止驚安胎；另外它每部分都各具功效，蛋清能潤肺利咽、清熱解毒，蛋黃可以滋陰養血、益智健腦，蛋殼內膜能夠補肺止咳，蛋殼也有止血固澀的功效。

雞蛋是菜籃子裡的「滋補專家」

一說起副食，大家都會脫口而出——肉、蛋、奶啊。現在生活條件好，這些都是家常便飯了，尤其是這坐第二把交椅的雞蛋更是菜籃子裡的常客，很多年輕人都想像不到它過去可是稀罕物，不是隨便都能吃到的。過去什麼時候才能享用雞蛋呢？逢年過節了，來客人了，或者請人幫忙了，餐桌上需要「大菜」的時候，才拿出幾個雞蛋；要不就是去探望病人，求人辦事，需要「大禮」了，這才拎出攢了很久的雞蛋。「大」就是好啊，平常珍貴得連老幼病弱都不捨得多吃，所以過去小孩子總羨慕產婦和過生日的小朋友能吃到雞蛋。

在我國一些地方，清明節要吃雞蛋。這種習俗源於古代的上祀節，人們為婚育求子將雞蛋等禽蛋塗上各種顏色製成「五彩蛋」，來到河邊把五彩蛋投到河裡，順水沖下，等在下游的人爭先撈著吃，據說吃了就可以孕育生子。當然這是古代的生殖崇拜，現在清明節吃雞蛋象徵圓圓滿滿，一整年都有好身體。這雖然只是人們美好的願望，但這種願望也是建立在雞蛋的保健功效之上的，從古至今人們一直把雞蛋當做滋補佳品，中醫也常用它治療疾病。

中醫認為，雞蛋清性微涼，蛋黃性微溫；蛋清能清熱，蛋黃能補血，二者合一則性平和，是獨一無二的平衡食品。雞蛋能入脾、胃經，脾為後天之本，氣血生化之源。身體要靠脾胃來把食物的精華轉化成氣血供養全身，而雞蛋有益氣養血之功效，所以可以補益五臟虛弱，扶助正氣。現代醫學也證明，雞蛋幾乎包含了人體需要的所有營養成分，具有天然食品中最優秀的蛋白質，能提供多種必需氨基酸，蛋黃還含有一定量的卵磷脂及磷、鈣、鐵等，能補充多種維生素。因此，雞蛋對於病後、產後、身體虛弱的人來說特別有好處。

有的人喜歡只吃雞蛋清或只吃雞蛋黃，的確，它們的功效是不一樣的。雞蛋清味甘，性涼，能潤肺利咽、清熱解毒。老百姓們都有這樣的經驗，燙傷、燒傷後塗點雞蛋清，得流行性腮腺炎也敷點蛋清，感覺清涼舒服。蛋清還能滋養肌膚，比如現在有很多女性都用它來做面膜。而雞蛋黃的營養要比雞蛋清多，是雞蛋補虛扶正的主力軍。由於它營養豐富，幼兒最早的輔食常選它。雞蛋黃性溫，有養血、滋陰、益智功能，老百姓常用雞蛋黃治病，有的人長期咳嗽又沒有痰，臨睡前會用開水加冰糖沖一個雞蛋黃，趁熱喝了能安撫乾咳，因為這種咳嗽多是生病日久傷了陰，雞蛋黃能起滋陰作用。

當然，健康成人吃雞蛋只吃蛋白或者只吃蛋黃都是不對的，要吃整個的雞蛋才能達到益氣養血、滋陰潤燥的效果。

雞蛋殼有一層內膜，經常被扔掉，但其實它也是一味中藥，還有個好聽的名字叫作「鳳凰衣」。它可以滋陰潤燥、補肺止咳，治療慢性氣管炎、久咳、盜汗等病症。很多人也用它治療潰瘍、口瘡之類，因為它有滋補營養、助收斂的作用，能夠幫助創面癒合。如果你口腔潰瘍了，可以取一片，記得要用淡鹽水泡一會消毒殺菌，然後剪潰瘍面大小的一塊，敷貼患處，每天換二至三次，能夠保護潰瘍面，促進生肌，還能清熱解毒，預防感染。

雞蛋可以說整個都是寶，就連雞蛋殼也不要隨便丟掉，把它研成末外用，可以止血、固澀收斂。研末內服還可以中和胃酸，對治療胃潰瘍泛酸、胃炎疼痛有一定的效果。

所以說，雞蛋是我們菜籃子裡的寶，生活水準再高，食物種類再豐富，這個雞蛋也少不了。

雞蛋滋補有宜忌

現在雞蛋既營養又經濟，一般人都可以選擇它來作為日常滋補食品，尤其對嬰幼兒、孕婦、產婦、病人來說，雞蛋更是理想食品。另外，雞蛋對神經系統有良好的營養作用，可改善記憶力，延緩智力衰退，所以腦力勞動者要多吃。雞蛋中還含有較多的維生素B_2，可以分解和氧化人體內的致癌物質，其中如硒、鋅等微量元素可以防癌，所以很適合免疫力低下者食用。

那麼哪些人不適合吃雞蛋呢？

肝膽病患者要根據病情控制雞蛋用量，因為蛋黃中的膽固醇和脂肪均在肝臟中代謝，會加重肝臟的負擔。

腎炎患者的腎功能減退、尿量減少，體內代謝產物不能全部由腎臟排出體外，如果再多吃雞蛋，會加重腎臟負擔。

高熱患者的消化液分泌減少，消化酶的活力下降，此時再吃高蛋白、難消化的雞蛋會消化不良，引起腹脹、腹瀉等症狀。

腹瀉患者也要少吃雞蛋，因為這時腸胃功能本來就很弱，再吃雞蛋會難以消化、吸收，還會加劇腹瀉，不利於康復。

有的人吃雞蛋會過敏，這類人體質敏感，不僅是雞蛋，吃了其他蛋類等蛋白質含量高的食品，也容易發生蛋白質過敏性蕁麻疹，出現腹瀉、腹痛、胃痛、皮膚出疹等現象。

情。

中醫認為，雞蛋屬於「發物」，所以皮膚生瘡化膿的人要少吃雞蛋，以免加重病

要吃就吃煮雞蛋

雞蛋常見的吃法有水煮蛋、炒蛋、蒸蛋、蛋花湯、荷包蛋等。其中水煮蛋的營養吸收率是最高的。煮雞蛋時，煮到蛋黃略帶些溏心為最佳。煎蛋也要注意火候，煎到蛋黃凝固就好了，不要過嫩，也不要煎得過焦。

有的人喜歡吃生雞蛋，覺得這樣吃最有營養，這可就錯了。雞蛋生吃不僅味道不好，還難以吸收又不衛生。胃腸消化力弱的人吃了容易感覺不舒服，甚至吃壞肚子。

很多人早上都習慣吃個茶葉蛋，這也不是個好習慣。因為茶葉中含大量的單寧酸，它可以使蛋白質形成不易消化的凝固物，影響吸收。

另外，雞蛋不宜吃得太多，健康人每天吃一至二顆雞蛋就夠了。

選擇雞蛋有門道

市場的雞蛋品種越來越多，該怎樣挑選呢？

我們可以對著光源，看看蛋黃的位置，新鮮雞蛋的蛋黃位於雞蛋正中，邊界清晰，有繫帶與雞蛋兩極相連。如果蛋黃繫帶鬆弛或斷裂，蛋黃會偏離中心，甚至貼在蛋殼上，或者蛋黃散開，和蛋清邊界模糊了，這樣的「貼殼蛋」、「散黃蛋」則不新鮮。

我們還要注意分辨經過孵化的雞蛋，怎麼看呢，這種蛋的內部基本變成了固態，我們把雞蛋放在平面上旋轉起來，孵化的雞蛋旋轉快，而普通的蛋旋轉較慢，或很難旋轉。

雞蛋有白殼、粉殼還有褐色殼的，哪一種最好呢？其實蛋殼的顏色因產蛋雞的品種而異，就像人有不同膚色一樣，所以不用差別對待。

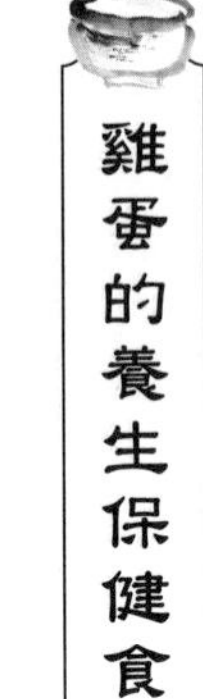

雞蛋的養生保健食譜

阿膠雞蛋羹，養血安胎，孕期胎漏的「剋星」

雞蛋是孕婦和產婦不可缺少的保健食品，下面講的這道雞蛋羹就是專門為孕婦準備的。

準備雞蛋一顆，阿膠（炒乾）十五克，食鹽三克，清酒五百毫升。把雞蛋去殼攪勻備用；把阿膠放入鍋中倒入清酒微火煮，等到阿膠溶化後，再把雞蛋倒進鍋中，加入食鹽，調和以後，就可以起鍋食用了，具有養血安胎的功效。

這道方出自《聖濟總錄》，適用於婦女妊娠期胎動不安、胎漏等症。胎漏是因孕後氣血虛弱，或腎虛、血熱等因素導致衝任不固，不能攝血養胎而產生的出血症，所以方中採用了阿膠來補血止血、滋陰潤燥。阿膠是中醫治療血虛的首選藥物，也是婦科的首選藥物。方中的清酒就是清純的陳米酒，之所以用清酒除了取它通陽續脈的功效之外，還用它行藥滯的作用，防止雞蛋和阿膠這些養陰、滋膩的藥滯膩脾胃。這道羹要空腹食用，一日內分三次食完，不過要注意，不善飲酒的人應少量食用。

三七藕蛋羹，涼血清熱、化瘀通絡、寧絡止血

接下來推薦的是《同壽錄》裡記載的一道三七藕蛋羹，從方子的名字我們就能看出它的組成了，取鮮藕汁一小杯，三七粉五克，生雞蛋一顆，鹽和油各少量。做法很簡單，把鮮藕汁倒入鍋中，加入少量的水煮沸，然後把雞蛋打入碗中，和三七粉拌勻，再倒入到煮沸的藕汁湯中，加入少量油鹽調味就可以了，每次一劑，佐餐食用，每日二次。

這道羹可以涼血清熱，化瘀通絡，寧絡止血。藕汁生用可清熱、涼血、散寒，熟用能健脾、開胃、益血、生肌、止瀉。三七粉又叫金不換。有個說法是「北人參，南三七」。人參補氣第一，三七補血第一，三七粉可以治一切血病。所以這道三七藕蛋羹可以治療多種因素所致的吐血、衄血、咯血、便血、月經過多、崩漏等出血症；也常常用於治療胃及十二指腸潰瘍出血、肺結核、支氣管擴張症、月經失調、再生障礙性貧血、白血病等病，也可用作中老年人的日常保健飲品。

鴨蛋，滋陰養血、潤肺美膚的補虛佳品

鴨蛋不像雞蛋那樣為我們所常用，但它的營養價值和保健功效很早就得到了人們的認可，在《本草經集注》中就已經有了關於它的藥用記載。鴨蛋味甘，性涼，歸肺、脾、肝經，它營養豐富，可以大補虛勞、滋陰養血；性涼，又入肺經，可以潤肺除熱，最適合肺熱咳嗽、咽喉痛者食用；它還可以美膚豐肌，是女性朋友們不可多得的滋補佳品。

鴨蛋微寒，可補虛養血

說起鴨蛋來你可能不以為然——都是禽蛋嘛，和雞蛋能有什麼區別？那為什麼人

們常吃雞蛋，而不經常吃鴨蛋呢？你或許會這樣回答：「鴨子是水禽啊，常生活在湖泊、水沼裡，吃些小魚小蝦、田螺貝殼，還有水草什麼的，所以它下的蛋有股腥味，而且鴨蛋和雞蛋相比，質地要粗一些，口感沒雞蛋好啊。」這麼說是有些道理，但鴨蛋並不像我們想的這麼簡單。它和雞蛋相比，還有些獨特的功效。

鴨是水禽，經常生活在水中，以水中魚蝦和浮游生物為食，水性寒涼，而田螺、蛤蜊、螺螄等鴨常吃的東西也大多帶有寒性，所以雖然都是常見的禽類，鴨肉和雞肉不同，鴨蛋和雞蛋也不同。雞蛋性平，適合大部分人食用，而鴨蛋性微寒，就要選擇性地食用了。

那麼鴨蛋有什麼功效呢？中醫認為，鴨蛋有大補虛勞、滋陰養血、潤肺除熱、美膚豐肌等功效。

用鴨蛋大補虛勞，就要知道什麼是虛勞。虛勞又叫虛損，損的是臟腑內的陰陽氣血。比如說有的人天生體質差，有的人工作太忙，煩勞過度，有的人不好好吃飯，損傷脾胃，或者生了大病，還有產後或手術後失血過多都會造成體內氣、血、陰、陽的過度虧耗，損傷五臟，尤其是脾、腎。這時候就要補益了。鴨蛋可以滋陰養血，而且中醫認為它入脾經，能生津益胃，由於脾為後天之本，而虛勞患者尤其需要重視調整脾胃，所以傷陰損血者，應該多吃鴨蛋。說鴨蛋補陰虛，那怎樣判斷自己是不是陰虛呢？我們體內的精血和津液屬陰，所以它們虧損了就會陰虛。陰虛生內熱，陰壓不住陽，就好像在你身體裡點了把火，烤得你口乾、咽燥，午後發熱心煩意亂的，臉上總是紅撲撲，偶爾還會失眠，人也漸漸消瘦下去。

所以鴨蛋偏寒也有它的好處，對於體內有火，體質偏熱的人來說，吃鴨蛋可以起到清熱去燥的功效，而且又是入肺的，最適合肺熱咳嗽、咽喉痛者食用了，比如說有時候天氣驟然變化，身體一下子適應不過來，或者勞累過度，消耗了過量的陰液，這時候就容易出現肺火亢奮。中醫說肺熱則煩，不僅心裡煩躁，還發熱口渴，呼吸也變得氣粗、嗓子裡總能咳出又黃又稠的痰，嚴重的時候痰裡帶血絲。這時候就可以找鴨蛋這個「消防員」來潤潤肺，清解肺熱。就按《醫林纂要》的方法，用百沸湯也就是久沸的水沖食，即可清肺火、止咳嗽、治喉痛。

鴨蛋還可美膚豐肌，這一點和雞蛋的功效是一樣的，而且由於鴨蛋能夠清熱祛火，也有助於減少因內火而產生的皮膚乾裂、痤瘡等問題，這是雞蛋達不到的效果。

另外鴨蛋對治療慢性痢疾有一定效果，還可外用來治療瘡毒等。

吃鴨蛋要注意寒與熱

一般人都可食用鴨蛋，尤其適合病後體虛、燥熱咳嗽、咽乾咽痛、高血壓、泄瀉痢疾等患者食用，可作為陰虛火旺者的食療補品。

鴨蛋性質偏寒涼，所以虛寒體質、脾陽不足者應少食。它還有清潤之功，所以病屬寒濕下利者不宜多吃與久吃，以免加重病情。鴨蛋甘涼滋膩，容易壅滯中氣，消化不良的人不要多吃，以免影響消化功能，出現或加重脘腹痞滿、大便溏泄等脾氣虛弱之症狀。

《隨息居飲食譜》：「鴨卵，滯氣甚於雞子，諸病皆不可食。」有人吃了鴨蛋會出現氣滯，這種情況也要忌吃鴨蛋。什麼是氣滯呢？中醫說「寒則氣滯」、「寒則血凝」，身體本來就陽氣不足，再吃了寒涼食品，那麼就會出現經絡之氣阻滯不暢的情況，最典型的症狀就是脹痛，氣滯在哪個臟腑，哪裡就疼痛。這是要注意的。

鹹蛋、松花蛋功效大

鴨蛋雖可炒食或鮮煮，但人們多喜歡用鹽醃製成鹹蛋或製成松花蛋（皮蛋）食用。

鹽水醃製鴨蛋可以去腥，增加口感，鹹入腎，醃製後更能滋陰養腎，而且它清肺火、降陰火的功效比未醃製時更勝一籌，還能治瀉痢。我們都知道吃鹹鴨蛋要看油，出油則是醃好了。不僅如此，鹹蛋黃油還有明目養眼的功效，可用來治療小兒積食，外敷可治燙傷、濕疹。不過鹹鴨蛋雖然老少皆宜，但有些人也不該多吃，孕婦吃多了容易出現水腫，脾陽不足者也不宜食用。

把鴨蛋用石灰等原料醃製後可製成松花蛋，為什麼叫松花蛋呢？因為剝開蛋殼後在膠凍狀的蛋白中能看到松針狀的結晶或花紋。松花蛋風味獨特，清爽適口，有清涼、平肝、明目的功效，能增進食慾，促進消化吸收。不過松花蛋不宜多吃，因為在製作過程中會產生一些毒素，在吃的時候要配上適量的薑醋汁，這樣既可以除掉鹼澀味，又能解毒、殺菌，幫助消化。

吃鴨蛋有禁忌

《金匱要略》記載：「鴨卵不可合鱉肉食之。」為什麼呢？清代吳謙對此條的注解就說明了這個問題：「二物性寒發冷氣，不可合食。」鴨蛋、甲魚肉都是涼性的，都能夠滋陰清涼，所以一起食用可導致陰盛陽衰。尤其是體質虛寒的人要注意這一點。

和鴨蛋相剋的還有李子，《飲食須知》上說：「不可合鱉肉、李子食，害人。」為什麼呢？李子味酸性溫又多汁，能夠助濕生熱，這與鴨蛋的性味相背，所以不適合一起吃。

另外鴨蛋屬發物，《日用本草》說其「發瘡疥」。《食性本草》認為「生瘡毒者食之，令惡肉突出」。所以身上有瘡者不要食用。

吃鴨蛋要適量，不要吃到飽，一天一顆就好了。《飲食須知》講道：「多食發冷氣，令人氣短背悶。」鴨蛋一定要開水中煮熟後方可食用，否則容易導致腹瀉。

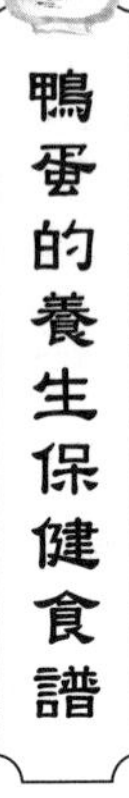
鴨蛋的養生保健食譜

鴨蛋湯，和中清熱、活血止血

推薦一道鴨蛋湯，名字聽上去很普通，不過可不是簡單地用鴨蛋做個蛋湯。這是出自《醫鈔類編》的一個藥膳方。

取鴨蛋一顆，生薑六克，蒲黃十克，植物油適量。把生薑搗爛取汁，接著把鴨蛋破殼打散，倒入生薑汁攪勻。和平常我們做蛋花湯不一樣的是，這個方子需要煎蛋，鍋加熱，倒入少許植物油，倒入鴨蛋煎一會，然後加水二百毫升，把準備好的蒲黃倒入，最後煮沸就可以食用了。

要想瞭解這道湯的功效，得先來說說原料，鴨蛋和生薑汁我們比較熟悉，那蒲黃是什麼呢？聽起來你覺得陌生，但一說它的出處你就會覺得熟悉了。我們在河邊水邊常會看到蒲草、蒲棒，這蒲黃就是它的花粉，就藏在蒲棒上面的黃色雄花序裡。它可以止血、化瘀、通淋，常用於出血症及經閉痛經、脘腹刺痛、跌撲腫痛、尿血澀痛等症。與滋陰補血的鴨蛋，溫中健胃的生薑汁合作，所以這道湯能夠和中清熱，活血止血，每日一劑，於飯前一次溫服可以治療女性痛經，或胎前、產後泄瀉等，也可以作為女性經期的保健食品。不過雖然這道湯適合女性滋補，但要注意，生蒲黃有收縮子宮的作用，孕婦不宜食用。

醬煨蛋，補益脾胃、溫中散寒

我們說鴨蛋性質微寒，本來身體有寒的人是不宜吃的，而《食憲鴻秘》中卻偏偏記載了一道可以用鴨蛋來溫中散寒、補益脾胃的方子，下面講一講。

取鴨蛋一顆，甜醬、桂皮、川椒、茴香、蔥白各適量，燒酒一杯。先將整顆鴨蛋煮六成熟，然後取出去掉殼，和甜醬、桂皮、川椒、茴香、蔥白等一齊下鍋，再倒些水，煮一小時，最後再澆上燒酒就好了，佐餐食用，每日一至二顆。

開始我們說過，這道醬煨蛋能夠溫中散寒，這一點從用料上就能看出來了。桂皮辛熱，可補元陽，暖脾胃，除積冷；川椒就是我們常說的花椒，它辛溫，可溫中散寒、除濕止痛；茴香在中藥裡常指的是小茴香子，同樣味辛性溫，可開胃進食，理氣散寒，有助陽道；蔥白也是性味辛溫，可發汗解表，通陽利尿；燒酒就更不用說了，更是味辛，性大熱之物，能通血脈，禦寒氣，醒脾溫中，行藥勢。這幾種材料加在一起，辛熱之性能夠驅散體內寒性，然而為了防止過熱，用微寒的鴨蛋來緩和一下，同時還能夠補益脾胃，這就是醫家在配方時的良苦用心了。

這道醬煨蛋可以治療脾胃虛寒造成的脘腹冷痛，形寒肢冷，大便溏泄，腸鳴腹痛，神疲乏力，不思飲食，面白體瘦等症；也可以用作秋冬季節的日常保健食品。不過由於它辛香溫燥，陰虧血燥者不要食用。

鵪鶉蛋，益氣補血、強身健腦的「卵中佳品」

鵪鶉蛋個頭雖小，卻是一種很好的滋補品，因其獨特的營養價值，獲得了「卵中佳品」、「蛋中珍品之王」的美譽。歷來醫家也對其大加讚賞，《本草綱目》中記載其能夠「補五臟，益中續氣，實筋骨，耐寒暑，清結熱」。的確，鵪鶉蛋味甘，性平，歸心、肝、肺、胃、腎諸經，可以滋養五臟，補益氣血，健腦補腦，還能保護視力，女性朋友們常吃鵪鶉蛋，還可以起到滋陰養顏的功效，是不可多得的保健食品。

鵪鶉蛋，個頭小功效大

鵪鶉蛋是我們生活中常見的食品，街邊也經常能看到，比如麻辣燙裡有鵪鶉蛋串，還有烤鵪鶉蛋。很多人做紅燒肉也喜歡配上一些鵪鶉蛋，在過去食品不豐富的罐頭時代，五香鵪鶉蛋罐頭還是偶爾才捨得吃一次的奢侈品。

有人會說這麼小小一枚蛋，有什麼樣的魅力能得到人們如此的喜愛呢？有句話說得好：「濃縮的都是精品。」別看這鵪鶉蛋個子小，只吃一、兩顆都吃不出什麼味道，可它還真算得上是蛋中的精品，在營養上有其獨特之處，是一種難得的滋補品，故有「卵中佳品」之稱。

大家都知道，雖然鵪鶉蛋要比雞蛋貴很多，但現在並不是很難吃到，而在古代它可是食物中的珍品，只有帝王將相們才能吃到，老百姓是很難享用的。那麼鵪鶉蛋有哪些功效呢？據《本草綱目》記載，鵪鶉蛋可以「補五臟，益中續氣，實筋骨，耐寒暑，清結熱」，這樣說有些不好理解，下面就來具體講一講。

鵪鶉蛋是這麼好的補品，它補的是氣血。氣血是維持我們生命的基礎。如果把我們身體比作大片的農田，那血就是用來灌溉這片田地的水源，它循著經脈運行，將其豐富的營養傳至全身，保證機體各種功能得以正常發揮。而氣呢，就好像是使得這水能夠汲取出來並推動它流向壟溝的水泵。氣血的生成，一方面靠營養物質的攝入，另一方面靠脾胃的運化功能。脾胃虛弱、飲食不足、腎氣虧虛、失血過多、勞作過度等都可能造成氣血過分損耗，氣血不足會導致臟腑功能的減退，不僅容易生病，還會引起早衰。在這個時候，小小的鵪鶉蛋卻可以派上大用場。鵪鶉蛋味甘性平，能入心、肝、肺、胃、腎經，我們知道雞蛋可以益氣養血，能夠補益五臟虛弱，扶助正氣，鵪鶉蛋和雞蛋的功效相仿，而且它的營養成分比雞蛋含量要高很多，同時它的營養分子較小，比雞蛋更容易吸收利用，所以它的功效要比雞蛋好很多。

很多家長都在孩子考試前給他們買一些鵪鶉蛋吃，認為這樣能讓孩子變聰明。這種做法是有道理的，鵪鶉蛋可以滋養五臟，補益氣血。五臟的氣血精華都要上送到頭部，提供大腦的運轉，氣血供應足，則神清氣明，所以多吃鵪鶉蛋可以健腦安神。對於學生，或者辦公室裡的腦力勞動者來說，與其吃一些來路不明的健腦藥品，不如吃鵪鶉蛋這純天然的「補腦蛋」。不但健腦、補腦的效果特別好，還能起到保護視力的作用。同時，如果壓力過大，出現了神經衰弱、失眠多夢等問題，也可以吃鵪鶉蛋，早晚各吃二顆，堅持一段時間，非常有效。

女性朋友們多吃些鵪鶉蛋很有好處。女性由於生理上的原因容易血虛。肌膚的潤澤也是需要氣血來供養的，氣血不足，會造成面色萎黃無華、皮膚乾燥、毛髮乾枯，這對於愛美的女性來講可不是小事，在這種情況下，可以每天吃幾顆鵪鶉蛋，它調補養顏、豐肌澤膚的功效很顯著。

鵪鶉蛋還入肺經，可以治療肺病，比如用沸水沖鵪鶉蛋花，再加點冰糖食用，對治肺結核和肺虛久咳很有幫助。

當然，這些只是鵪鶉蛋好處中的一部分，我們在生活中應該好好利用這個有著「蛋中珍品之王」美譽的養生食品，來幫助自己獲得健康。

鵪鶉蛋雖小別貪多

鵪鶉蛋是公認的美食，它的吃法很多，可以水煮或滷製、醃漬，當成小吃食用，也可以用來做湯、炒菜，不過蛋類最好的吃法就是煮食，能夠最大限度地保存它的營養含量。鵪鶉蛋個頭小，有的人一吃起來就停不下來，那樣可不行。它的營養足，一天吃三至五顆就可以，吃多了反而容易引發消化問題。另外，心腦血管疾病患者也不宜多食鵪鶉蛋。

怎麼樣選購鵪鶉蛋呢？一般鵪鶉蛋的外殼為灰白色的，上面佈滿了紅褐色和紫褐色的斑紋。有的人說應該挑斑紋多的，那並沒有什麼道理。優質的鵪鶉蛋色澤鮮豔，殼比較硬，不易碎，放在耳邊搖一搖，沒有聲音，打開來蛋黃呈深黃色，蛋白黏稠。

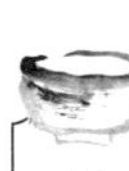

鵪鶉蛋的養生保健食譜

母雞蟲草蛋，補血益氣、補腎益精

用鵪鶉蛋滋補有很多種方法，下面介紹一道出自《備急千金要方》的母雞蟲草蛋。

首先準備原料：老母雞一隻，冬蟲夏草十克，鵪鶉蛋二十枚，薑五克，蔥、鹽、味精各適量。把鵪鶉蛋煮熟，剝掉蛋殼備用。再把母雞宰殺好，除毛，開膛，去內臟，洗淨，把剛才備好的鵪鶉蛋和冬蟲夏草塞入老母雞的肚子裡，下鍋，倒入適量水，再放入薑、蔥。先用武火燒沸，接著改用文火慢慢來燉，等到母雞熟透肉爛的時候，加入鹽、味精等調味，這樣一道大補的藥膳就做好了。每天吃二次，早晚佐餐食用，能夠補血益氣，補腎益精。

中醫認為，母雞的雞肉屬陰，所以比較適合產婦、年老體弱者以及久病、身體虛弱者來食用。它的肉質厚而嫩，更為滋補。而老母雞的生長期長，雞肉中所含的鮮味物質多，所以更能起到溫中益氣、補精填髓等食療作用。方中的另一種藥材是鼎鼎有名的冬蟲夏草，又名中華蟲草，又被稱作「軟黃金」，是我國傳統的名貴中藥材，能補腎壯陽、補肺平喘、止血化痰。再加上鵪鶉蛋，一同燉製，其滋補效果可想而知。

這道菜適用於陰陽兩虛者。陰陽兩虛的意思是既有陰虛又有陽虛，最有代表性的表現就是既怕冷又怕熱。冬天冷一點、夏天熱一點都難受得厲害。而我們這道母雞蟲草蛋能夠陰陽雙補，適合此類患者選用。

鵪鶉蛋羹，養血益精、滋肝補腎

我們平常會做蒸蛋（蛋羹），吃起來又嫩又滑，很適合老人和孩子食用。其實用鵪鶉蛋也可以做蒸蛋，稍加些材料，還能夠產生獨特的保健功效。

首先準備原料，鵪鶉蛋五顆，蜂蜜十克，黑芝麻十五克。做法很簡單，和平常做蒸蛋差不多，把鵪鶉蛋全都打入碗中，然後把黑芝麻和蜂蜜放進去，加入適量的清水，用筷子攪勻，放到鍋中，隔水蒸熟就可以了。

芝麻能入肝經、腎經、肺經、脾經，可以補血明目、益肝養發、祛風潤腸，強身體，抗衰老；蜂蜜自古就被當作滋補養顏的聖品，可以調補脾胃、潤肺止咳、潤腸通便、緩急止痛，用它們和鵪鶉蛋一起做成蒸蛋，能夠起到益精養血、滋補肝腎的效果。每天早上吃一劑，對大病恢復期的病人很有好處，也可以治療因肝腎陰虛所致的頭暈、健忘、耳鳴、體弱等症。

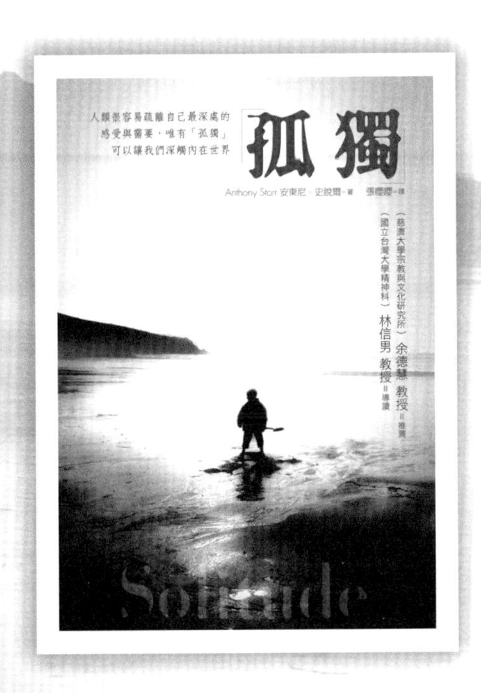

Solitude
孤獨

安東尼・史脫爾 Anthony Storr 著
張嚶嚶 譯

人往往忽視了
心底的感受與需要，
唯有「孤獨」
能夠讓我們真正碰觸到
內在世界

人要學習孤獨，享受孤獨，
走過荒漠就是孤獨之旅，是為了尋找下一個綠洲。

社會上普遍認爲，一個喜歡獨處、不喜歡與人群接觸的人，可能有某種精神上的缺陷；而心理治療師，也會把獨處的能力列入評斷情感是否成熟的參考。

安東尼・史脫爾教授對此提出了一個新的觀點，他認人際關係不應該是達成幸福的唯一途徑。事實上，「孤獨」，也就是獨處，也能爲我們帶來人生的成就與幸福。書中從專業角度來分析孤獨，以古今名人——作家、哲學家、音樂家、宗教聖人——爲例，說明孤獨並不像傳統觀念鼓吹的那麼消極有害，在許多狀況下，反而對人積極有益。

國家圖書館出版品預行編目資料

中醫師的養生餐桌──三餐食材篇／王鳳岐著.
-- 一版. -- 臺北市：八正文化, 2013.06
面；　　公分

ISBN 978-986-88218-9-7（平裝）

1. 食療　　2. 養生

413.98　　　　102009349

中醫師的養生餐桌—三餐食材篇

定價：380

作　者	王鳳岐
封面設計	方舟創意整合有限公司
版　次	2013 年 6 月一版一刷
發行人	陳昭川
出版社	八正文化有限公司 108 台北市萬大路 27 號 2 樓 TEL/ (02) 2336-1496 FAX/ (02) 2336-1493
登記證	北市商一字第 09500756 號
總經銷	創智文化有限公司 23674 新北市土城區忠承路 89 號 6 樓 TEL/ (02) 2268-3489 FAX/ (02) 2269-6560

歡迎進入～

八正文化　網站：**http://www.oct-a.com.tw**

八正文化部落格：**http://octa1113.pixnet.net/blog**